AF613311

HYGIÈNE

DE LA

GARDE NATIONALE

CONFÉRENCES FAITES AUX RÉUNIONS DE LA 4e COMPAGNIE
DU 21e BATAILLON DE LA GARDE NATIONALE

(Salle Gay-Lussac, rue Gay-Lussac 41, bis)

PAR M. FÉLIX-FRAICHE

Chirurgien-major des compagnies de guerre du 21e bataillon.

PARIS
IMPRIMERIE ET LIBRAIRIE DE CHARLES NOBLET
RUE SOUFFLOT, 18

1870

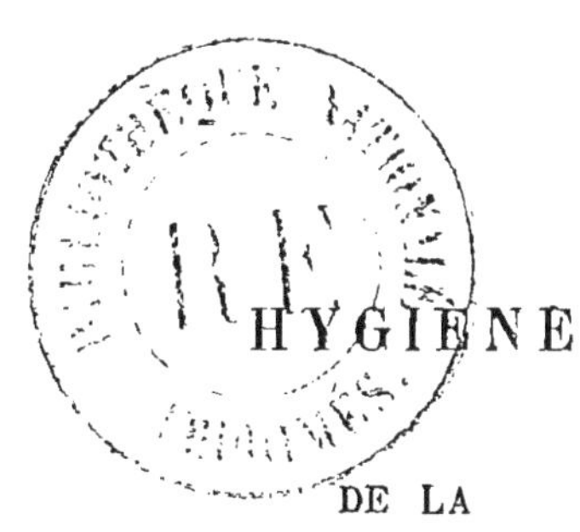

HYGIÈNE

DE LA

GARDE NATIONALE

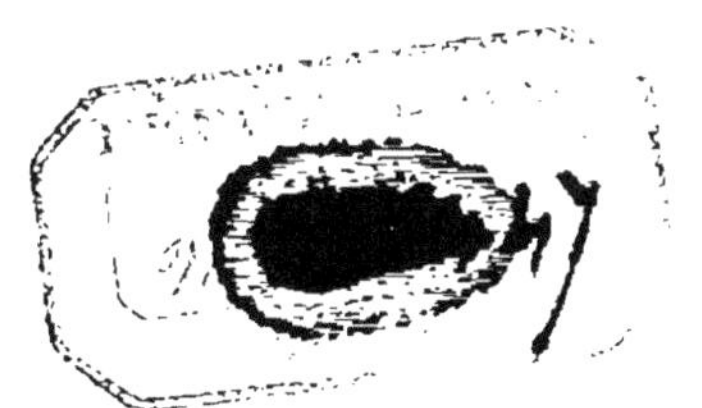

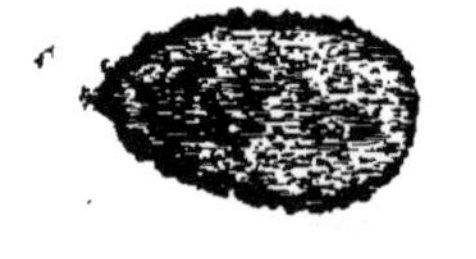

HYGIÈNE

DE LA

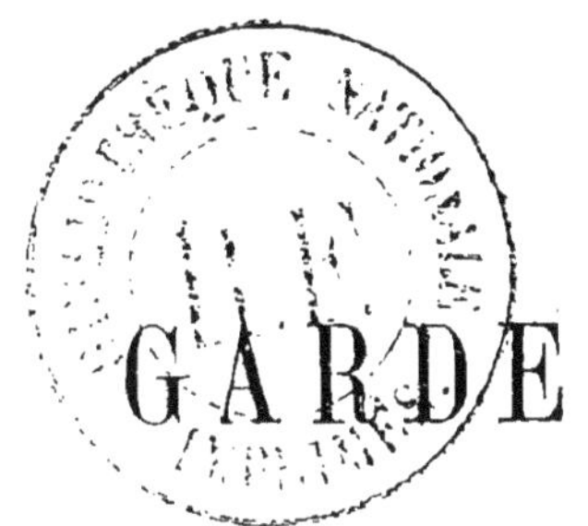

GARDE NATIONALE

CONFÉRENCES FAITES AUX RÉUNIONS DE LA 4e COMPAGNIE
DU 21e BATAILLON DE LA GARDE NATIONALE

(*Salle Gay-Lussac, rue Gay-Lussac 41, bis*)

PAR M. FÉLIX-FRAICHE

Chirurgien-major des compagnies de guerre du 21e bataillon.

PARIS
IMPRIMERIE ET LIRAIRIE DE CHARLES NOBLET
RUE SOUFFLOT, 18

1870

HYGIÈNE

DE LA

GARDE NATIONALE

I

DES TEMPÉRAMENTS

MES CHERS CAMARADES,

L'hygiène proprement dite est la partie des sciences médicales qui étudie les moyens de prévenir et d'éviter la maladie.

C'est en quelques mots la science de la vie pratique; elle est au corps ce que la morale est à l'âme.

Par suite de notre état social, par suite de la contradiction fréquente des nécessités qu'il entraîne et des lois primordiales de notre organisation physique, nous sommes à peine nés que nous avons à lutter incessamment contre une foule de causes diverses, dont les incontestables effets sont ces maladies sans nombre qui non-seulement abrègent notre vie, mais encore nous condamnent si souvent à de longues et pénibles souffrances ou à des infirmités parfois pires que la mort.

Que l'on ne prenne point ces quelques lignes pour l'énoncé d'une thèse contre la société, ou un plaidoyer en faveur du retour à l'état de nature. J'ai en souveraine horreur toutes les utopies en général et toutes les inductions vagabondes qui, bien que partant d'un fait vrai, nous conduisent presque toujours à l'erreur ; en science comme en politique, en morale comme en métaphysique, j'aime mieux, raisonnant sur le fait, ne pas escalader les barrières du possible : aussi, ne voyant pas le moyen de ramener l'homme à cet état primitif de pureté physique et d'ignorance absolue qui fut sans doute pour lui à l'origine, comme pour les animaux sauvages, la condition compatible avec une solidité sanitaire inébranlable, j'aime mieux, prenant l'homme comme il est, et dans le milieu où il vit, lui présenter en regard le mal auquel il s'expose à côté de la cause qui le produit, et, lui enseignant à éviter l'une, le dispenser par suite d'avoir l'autre à guérir.

Tel est, mes chers camarades, le but de ces quelques conférences. Mais je n'ai pas l'intention de développer ici devant vous tous les préceptes de l'hygiène : cette science est trop vaste, et mon savoir trop borné.

D'autres l'ont fait cent fois mieux que je ne le saurais faire ; je ne puis que vous renvoyer à leurs ouvrages, alors que des temps plus calmes vous laisseront le loisir d'étudier une science qui, dans une société intelligente et éclairée comme la nôtre (louange peut-être imprudente dans son exagération), devrait faire partie de l'enseignement primaire, aussi bien pour les garçons, appelés à devenir citoyens et soldats, que pour les filles, mères de famille futures.

Ce que je voudrais vous apprendre, le voici :

Nous vivons dans un temps exceptionnel. Satisfaits ou non, nous sommes tous soldats et nous serons tous soldats longtemps encore : la dernière des armées permanentes a déposé les armes à Sédan. La garde nationale ne prêtera plus au rire désormais : fantaisiste dans sa tenue, oublieuse trop souvent des règles d'une savante conversion, elle n'en sauvera pas moins Paris et l'honneur national, et nos petits-fils, en regardant le portrait du grand-père, diront, à la vue du képi caractéristique : Il était au siége de 1870 !

Mais, chers Camarades, le Prussien n'est pas notre seul ennemi ; et ce que nous avons le plus à craindre ce n'est ni le fusil à aiguille ni le canon Krupp. D'autres dangers, redoutables eux aussi, nous entourent et nous menacent : c'est contre eux que je veux vous prémunir, c'est une science protectrice que je veux vous enseigner.

On la pourrait nommer l'Hygiène du soldat, car, je le répète, nous sommes tous soldats ; mais, malheureusement pour nous, nous sommes soldats dans des conditions notablement plus fâcheuses et plus défavorables que le soldat de l'armée régulière. Tandis que celui-ci dépasse rarement la moyenne d'âge de 20 à 30 ans, tandis qu'il subit, dès les premiers mois, un véritable dressage, ce qu'en Angleterre on appelle un « entraînement, » qui le modifie et le façonne à un genre de vie spécial qu'il continue sans modifications pendant plusieurs années ; tandis qu'enfin il y a pour tous les soldats parité complète de nourriture, de vêtement, d'habitation, de mode de vivre en un mot, nous autres, gardes nationaux, une patriotique nécessité nous recrute subitement, sans préparation, un peu partout, parmi les jeunes gens, les hommes mûrs, les vieillards mêmes; le péril national vient nous arracher à des occupations sédentaires, au foyer, à la table de famille, aux bons soins de l'épouse et à l'agréable mais peu belliqueux comfort du lit de plume et de l'édredon, pour nous envoyer, sans transition préalable, passer la nuit à la belle étoile, endurer la brise de décembre ou courir sus au Prussien. Différents les uns des autres comme âge, comme habitudes, comme forces physiques, comme santé, comme profession, là où le soldat, uniformisé dans sa nature physique comme dans son vêtement, ne rencontrera qu'une influence pernicieuse, égale et pareille pour tous, ne nécessitant qu'une prescription générale, nous trouverons, nous, mille causes fâcheuses et diverses de maladies et d'accidents, exigeant autant de précautions et de soins que d'individus, offrant autant de degrés de gravité qu'il y a parmi nous de diversités physiques.

Donc notre hygiène ne saurait être la même que celle du soldat.

Si, comme patriotisme, il n'y a chez nous qu'une tête et qu'une volonté, au point de vue médical il n'en est pas de même ; autant de têtes, autant d'hygiènes diverses. De là, pour moi, la nécessité de modifier le plan habituellement suivi dans l'étude de l'hygiène militaire, de spécialiser mes enseignements biens moins que semble l'indiquer ce titre *Hygiène du soldat,* et de créer enfin de toutes pièces à votre usage une science non pas nouvelle en elle-même, mais nouvelle dans son plan et son mode de présentation ; ce sera, si vous le voulez bien, l'Hygiène de la Garde Nationale.

Je l'ai dit et je le répète, nous différons les uns des autres par le tempérament, par l'âge, par les habitudes, par le mode de vie et les nécessités qu'il entraîne. Fondus en une seule volonté, dirigés vers un but unique, le salut de la patrie, nous n'en sommes pas moins des organismes divers, qui vont se trouver aux prises avec des conditions d'existence toutes nouvelles, conditions presque toujours fâcheuses, et contre lesquelles il importe que chacun de nous sache lutter avec avantage et comme il convient. Or des causes diverses agissant sur des organismes divers aussi, donnent nécessairement naissance à des effets doublement variables, nécessitant des précautions et des moyens préventifs dont la variété vous est, je l'espère, assez démontrée. Ce simple exposé vous fait en même temps connaître le plan que je compte suivre.

J'ai dit que nous différions les uns des autres par le tempérament; je crois utile avant tout de vous faire connaître ce que signifie ce mot assez vague par lui-même, et en général peu compris. Voyons aussi ce qui différencie un tempérament d'un autre, afin que chacun de nous se rangeant de lui-même dans telle ou telle classe, suivant son tempérament, acquérant de la sorte la conscience physique de la nature de son être matériel, nous puissions tous, en apprenant les circonstances fâcheuses qui peuvent se produire autour de nous et les précautions à prendre pour en prévenir les funestes effets, nous dire : ceci ne me concerne pas, c'est pour le voisin ; ou encore : attention ! ceci est mon affaire.

J'aurai certes beaucoup obtenu si je parviens à vous inculquer cette connaissance première. Chez les Grecs, le *gnôti séauton* (connais-toi toi-même) était, dans l'ordre moral, le critérium de la sagesse : il en est de même dans l'ordre physique. Connaissez bien votre organisation matérielle, sachez-en le fort et le faible, guidez-vous là-dessus, et tout ira bien. Il n'y a que le Prussien qui s'en trouvera mal, mais ce n'est pas à lui que ce discours s'adresse.

Dans la machine humaine existent trois mécanismes, en apparence distincts, concourant ensemble à ce but, à la fois unique et complexe, d'assurer l'ensemble de cet admirable fonctionnement que l'on appelle la vie.

Parfaitement distincts dans leur structure, dans leur mode d'action, dans l'élément qu'ils mettent en jeu, enfin dans leur effet final, la prédominance de l'un d'eux sur les deux autres place l'individu dans des conditions d'existence toutes spéciales et lui imprime un indélébile cachet. Ce cachet caractéristique, ces conditions spéciales d'existence, voilà ce qui constitue le tempérament.

Différant de ses semblables par certaines aptitudes ou incapacités physiques, par une apparence spéciale, portant dans tout son être matériel, par contre-coup même dans son être moral, le cachet spécial correspondant au système dominateur, les mêmes causes ne produisent pas sur lui les mêmes effets que sur les hommes d'un autre tempérament; son hygiène ne saurait, par suite, être la même; il devra faire ce que tel autre devra s'interdire, et éviter ce qu'un autre devra rechercher.

Homme au même titre que les autres devant la société, pour le médecin et l'hygiéniste il constitue une variété bien distincte, exigeant comme telle, pendant la maladie, des soins différents, une hygiène particulière dans l'état de santé.

Les trois systèmes fonctionnels de la prédominance desquels dépendent les différences de tempérament sont le système *sanguin*, le système *nerveux*, et le système *lymphatique*.

TEMPÉRAMENT SANGUIN.

Un savant a dit : Le système sanguin est le siége de la vie végétative, le système nerveux est le centre de la vie animale. Le sang est, en effet, pour l'homme et les animaux, ce qu'est la sève pour le végétal ; c'est le fluide nourricier par excellence, c'est la chair coulante; c'est lui qui distribue dans tout le corps les éléments matériels indispensables d'abord à l'accroissement et au développement complet de l'individu, puis ensuite au remplacement incessant de ceux de ces éléments que les actes de la vie usent et mettent hors de service.

Un organe moteur, le cœur, un système très-compliqué de canalisation, les artères et les veines, servent uniquement, sans trève et sans modification aucune, du moins dans l'état de santé, à envoyer le sang du centre aux extrémités et à rapporter le sang des extrémités au centre, en le faisant passer par des appareils épurateurs, le foie et la rate, et par un appareil revivifiant, les poumons.

Ne détaillons pas davantage cet appareil circulatoire, ceci est du ressort de la physiologie et de l'anatomie, mais étudions un peu ce qui pour nous est bien plus important, le sang; car l'appareil en lui-même n'est rien, au point de vue du tempérament, seules la nature et les qualités du sang déterminent et caractérisent le tempérament sanguin.

Le sang est un liquide rouge, très-liquide lorsqu'il est encore chaud, et qui se prend en masse ou caillot par le refroidissement. Il est constitué par le mélange d'une partie liquide, le sérum, formée d'eau et de quelques sels, puis de fibrine, matière animale analogue au blanc d'œuf, coagulable par le refroidissement, enfin de petits globules rouges, ronds, un peu aplatis, tenus en suspension dans le sérum, ayant chacun une organisation assez compliquée, et qui paraissent être dans le sang l'élément important, c'est-à-dire l'élément vital et réparateur.

1000 grammes de sang pris sur un homme sain et de bonne constitution renferment en moyenne :

Fibrine		3	grammes.
Globules		127	
Sérum :	Matière organique	72	
	Matière inorganique	8	
	Eau	790	
	Total	1000	

Les proportions relatives de fibrine et de sérum ne varient guère en réalité ; seules, quelques maladies inflammatoires accusent un accroissement dans la proportion de fibrine. Mais ce qui varie, soit dans l'état de maladie, soit suivant le tempérament dans l'état de santé, c'est la proportion des globules rouges, c'est l'abondance habituelle, constitutionnelle, de ces globules qui détermine et caractérise le tempérament sanguin. Et nous appuyons avec intention sur ces mots « abondance habituelle et constitutionnelle », car lorsque cette abondance est accidentelle et momentanée, bien loin de constituer un tempérament, elle détermine un état réellement maladif et dangereux, elle constitue la pléthore.

La richesse du sang consiste donc dans l'abondance naturelle des globules rouges, et le sang a d'autant plus de puissance vitale et réparatrice, que l'élément globulaire rouge y prédomine.

Une première conséquence de cette vitalité exceptionnelle du sang, c'est qu'elle agit par première influence sur l'appareil sanguin lui-même, le cœur et les canaux artériels et veineux. Ceux-ci s'accroissent, sinon en volume du moins en puissance, la circulation du sang se fait mieux, avec plus d'activité; par suite, tous les organes qui puisent immédiatement dans le sang leurs matériaux nutritifs et constituants, la chair rouge, le muscle par exemple, prennent un développement et une puissance en rapport avec une nutrition exubérante; les ramifications capillaires qui terminent les canaux artériels et forment sous l'épiderme un inextricable réseau, sont plus abondants, plus développés, plus gorgés d'un sang pur et vermeil; les poumons sont aussi, par suite d'un surcroît d'afflux du sang, d'une puissance musculaire plus grande, acquièrent un développement remarquable qui se traduit au-dehors par la largeur et la proéminence de la poitrine; enfin toutes les fonctions de la vie participant à l'excitation générale que détermine l'abondance du fluide vital, s'effectuent avec plus de vivacité et d'aisance. Les caractères suivants, sans qu'il soit nécessaire d'entrer dans de plus longs développements, vous suffiront pour reconnaître entre tous le tempérament sanguin :

1° Un grand développement de la poitrine, qui relativement fait paraître l'abdomen petit et déprimé ;

2° L'abondance des canaux capillaires rouges, qui produit le teint animé, mais coloré d'un rouge uni, sans plaque ni teinte violacée ;

3° Le tissu musculaire volumineux, ferme et résistant sans empâtement graisseux ;

4° Une grande aisance dans l'accomplissement de tous les actes fonctionnels.

Au moral, ce tempérament se manifeste par une gaîté communicative, une grande vivacité, de l'imagination, du courage, mais aussi de l'inconstance, et plus de pétulance que de profondeur.

Il y a du reste un revers à la médaille, et le tempérament sanguin n'est pas sans danger : le système dominant est aussi toujours le plus impressionnable, et les moindres dangers auxquels la prédominance sanguine expose ceux qui en sont doués, ce sont les congestions cérébrales et pulmonaires, les inflammations suraiguës, souvent fatales, enfin les hémorrhagies.

TEMPÉRAMENT NERVEUX.

Le système nerveux, que l'on a défini comme étant le siége de la vie animale, est de tous les systèmes fonctionnels de l'organisme humain celui qui échappe le plus à nos investigations, sinon dans sa structure, aujourd'hui parfaitement connue et analysée, du moins dans son mode d'action. La raison de ce fait est facile à comprendre : le système nerveux est le trait d'union entre l'être matériel et l'être moral, il est l'agent qui transmet à nos muscles les ordres de la volonté, il est le canal par lequel l'impression matérielle produite sur notre corps remonte à notre intelligence et y détermine la sensation. Il y a évidemment là une certaine portion de phénomène métaphysique dont le mécanisme échappera toujours à nos recherches. Mais ce qui ressort dès à présent pour nous de ce simple aperçu du phénomène complexe de l'innervation, c'est la répercussion profonde que doit produire dans tout l'organisme la puissance exceptionnelle du système nerveux, et aussi la netteté et l'invariabilité du cachet qu'imprime à l'être tout entier la domination de l'action nerveuse.

Au point de vue de sa structure anatomique, le système nerveux consiste en une masse arrondie, mamelonnée, enfermée dans la boîte osseuse du crâne ; c'est le cerveau, ou mieux la masse encéphalique. Celle-ci se continue en arrière et en bas en un long cordon de matière nerveuse remplissant le canal central qui perce dans toute sa longueur la colonne vertébrale : ce cordon nerveux se nomme la moelle épinière, et, au niveau de l'articulation de chaque vertèbre avec la suivante, il envoie, par paires symétriques, des ramifications nerveuses qui vont, se distribuant dans tous les organes, dans tous les membres, s'éparpillant en une infinité de ramuscules capillaires, s'épanouissant comme des houppes ou des pinceaux au-dessous de l'épiderme, communiquer à la peau de l'homme cette délicate et exquise sensibilité, à ses yeux cette vue de l'espace sans laquelle la vie serait un long supplice, à son oreille cette perception nette et distincte de l'infinie variété des sons, à son odorat, à son palais, ces sensations de l'odeur et du goût, sources de jouissances pour l'homme sage et modéré, sources aussi d'abus et de maladies pour celui qui ne sait en régler ou en modérer l'usage.

La prédominance du système nerveux ne s'accuse pas, en réalité, par une exubérance de développement dans les diverses parties de l'appareil d'innervation. Les gens nerveux n'ont ni plus de cerveau ni plus de ramifications nerveuses que les gens sanguins ou lymphatiques, mais ils se caractérisent par une excitabilité beaucoup plus grande. Cette excitabilité a pour résultat de soumettre le système nerveux à une sorte de gymnastique continuelle, dont l'effet est d'abord d'accroître la puissance et l'excitabilité même de l'organe, et, par suite, de déterminer sa prédominance d'action sur celle des autres appareils fonctionnels. Aussi le tempérament nerveux est-il celui qui, bien loin de se tempérer et de s'effacer avec l'âge, va au contraire en s'accusant de plus en plus, et tel homme paraît presque exclusivement sanguin pendant la jeunesse, qui se montre ensuite franchement nerveux lors de l'âge mûr et de la vieillesse.

La domination exclusive de l'appareil d'innervation a pour résultat immédiat d'entraver et de ralentir l'action des systèmes sanguins et lymphatiques ; le développement musculaire se fait peu ; certains actes de la vie organique ressentent le contre-coup de la faiblesse musculaire ; la digestion est pénible, la constipation habituelle ; le cœur affaibli envoie le sang avec moins de force ; les battements artériels sont peu sensibles ; par contre, les veines grossies et congestionnées font saillie sous la peau ; d'où la pâleur habituelle et le froid aux extrémités.

On reconnaît le tempérament nerveux aux caractères suivants :

1° Taille médiocre, proportions exiguës ;

2° Œil vif, front haut, le crâne disproportionné quelquefois ;

3° Peau blafarde, terreuse, quelquefois jaunâtre ;

4° Au toucher, la main communique une chaleur âcre et mordicante ;

5° Mouvements brusques et saccadés, énergie surprenante alternant avec la lassitude et l'affaissement.

Du reste, le tempérament nerveux, fardeau souvent douloureux pour certaines natures, est une organisation précieuse, ayant surtout un incroyable ressort, et susceptible d'actes de volonté, d'énergie et d'héroïsme. Si la vivacité et l'inconstance sont l'apanage du tempérament sanguin, la volonté raisonnée et persistante, la constance, la sensibilité vive et durable, sont les qualités dominantes, quelquefois les défauts par leur exagération même, des gens nerveux.

TEMPÉRAMENT LYMPHATIQUE.

Le sang n'est pas le seul liquide qui circule dans le corps humain ; on y rencontre aussi une grande abondance de sucs blancs, renfermés dans des vaisseaux spéciaux, lesquels, par d'innombrables ramifications, les distribuent dans toutes les parties de l'organisme. Leur ensemble constitue un système circulatoire tout aussi complexe et certainement aussi important que l'appareil de la circulation sanguine, car ces sucs blancs contiennent et distribuent partout les éléments constituants de ces liquides, tels que la salive, le lait, le suc gastrique, etc., indispensables à l'exercice complet des fonctions vitales.

Cet appareil producteur et répartiteur des sucs blancs présente aussi dans certaines natures une exubérance de force et de vitalité qui se manifestent au détriment de l'appareil sanguin et nerveux ; il donne à l'individu une nature et une apparence distincte et bien caractérisée, que l'on est convenu de désigner sous le nom de tempérament lymphatique.

Le lymphatisme n'est pas une maladie ; c'est la prédominance d'un appareil fonctionnel parfaitement compatible avec l'intégrité de toutes les fonctions, mais qui, par suite de la faiblesse relative des systèmes sanguins et nerveux, a pour conséquences une lenteur et une faiblesse correspondantes dans les fonctions dont ils sont les instigateurs. Par suite, il y a langueur générale dans les fonctions cérébrales et dans tout ce qui est du ressort de la sensibilité nerveuse, il y a lenteur et faiblesse dans les mouvements organiques, une espèce d'inertie musculaire qui se répercute dans les profondeurs de l'organisme. Le cœur et l'aorte sont disproportionnés avec la stature et l'embonpoint, les tissus musculaires sont pâles et flasques, le sang contient peu de globules, ceux-ci sont comme décolorés, et, signe caractéristique, l'analyse chimique ne révèle dans le sang que des traces inappréciables de fer.

On reconnaît aux signes suivants les tempéraments lymphatiques :

1° Cheveux rouges, blond-pâle ou châtain-clair ;

2° Peau blanche, lisse et mince, à veines dilatées et formant un réseau violacé apparent ;

3° Chairs molles, blanches, flasques, abreuvées de sérosité ;

4° Lèvres pâles, dents cariées ou d'un blanc bleuâtre ;

5° Allure lente, voix peu sonore, pieds et mains volumineux.

De ces trois tempéraments quel est le meilleur ? C'est une question à laquelle on ne saurait répondre d'une façon absolue. Chacun d'eux est bon, en ce sens qu'il est parfaitement compatible avec l'exercice régulier de toutes les fonctions vitales et avec une longévité normale. Ce n'est que dans le développement des caractères excessifs de chacun d'eux et la coincidence avec certaines causes morbides que la nature du tempérament peut constituer un danger. L'hygiène bien comprise a précisément pour but l'étude de ces causes morbides, leurs effets sur les tempéraments divers, et les moyens de les prévenir.

Quant au tempérament par excellence, ce serait un mélange, dans des proportions égales, des trois tempéraments étudiés, ce serait une machine où les appareils sanguins, nerveux et lymphatiques, bien loin de lutter entre eux, se maintiendraient dans un état réciproque d'équilibre. Ce *temperamentum temperatum* est une conception idéale ; ce serait perdre son temps que chercher à en obtenir la réalisation. Donc, résignons-nous à vivre chacun avec notre tempérament, et bornons nos désirs à tirer de notre machine humaine le meilleur parti possible, en lui assurant, par une sage hygiène, une plus longue durée et de moins fréquents dérangements.

II

HYGIÈNE DES VÊTEMENTS

MES CHERS CAMARADES,

N'en déplaise à notre vanité de Parisiens et de gardes nationaux, à certain point de vue l'homme n'est qu'une machine, au même titre que la locomotive ou le moteur à vapeur. Celle-ci ne fonctionne que grâce à une incessante consommation de charbon et d'eau, et l'arrêt d'alimentation d'eau dans la chaudière, de charbon dans le foyer, suffit pour interrompre tout mouvement et ramener la matière à son inertie première. Il en est de même pour l'homme ; machine admirable dans son mécanisme et son fonctionnement, il consomme lui aussi certains éléments indispensables. La physiologie nous enseigne qu'un homme dépense en moyenne, par heure, 1 gramme d'azote, 10 à 15 grammes de carbone, 10 à 15 grammes d'hydrogène, et que le remplacement incessant et complet de ces trois éléments, dans les proportions ci-dessus, est indispensable à l'entretien de ce fonctionnement, si complexe dans son unité, que l'on appelle la vie.

Je n'ai pas besoin de vous le dire, ce remplacement s'opère à l'aide de ces substances étrangères que, sous le nom d'aliments, nous introduisons dans notre corps et que la fonction de nutrition se charge d'élaborer et de préparer de façon à combler le déficit d'azote, de carbone et d'hydrogène occasionné sans cesse en nous par l'exercice des fonctions vitales.

Ce qui précède nous apprend aussi ce que doit être la substance ingérée pour qu'elle puisse mériter le nom d'aliment. Comme la chimie physiologique de la nutrition, pas plus que la chimie de nos laboratoires, n'a pas le don de créer de toutes pièces un de ces corps primitifs comme l'azote, le carbone et l'hydrogène, il faut de toute nécessité que, pour être alimentaire, et pour qu'elle se prête aux modifications de l'acte digestif, une substance contienne un, deux ou trois de ces éléments.

Les substances organiques, c'est-à-dire celles qui ont appartenu au règne animal ou au règne végétal, remplissant seules cette deuxième condition, seules elles peuvent être digérées, transformées en matière dont notre machine puisse tirer profit, seules elles sont réellement alimentaires. Mais ne pouvant céder que ce qu'elles renferment elles-mêmes, certaines ne fourniront que du carbone seul, d'autres que de l'hydrogène et du carbone, d'autres enfin fourniront à la fois les trois éléments réparateurs. Celles-là seront pour nous les aliments *complets;* nous réserverons aux premières le nom d'aliments *incomplets*. Les aliments complets sont la chair, le pain, le lait, les œufs; les aliments incomplets sont : les végétaux (sauf quelques exceptions), la gomme, le sucre, la gélatine. Et comme l'hydrogène et le carbone se retrouvent sans exception dans toutes les substances organiques, par suite dans tous nos aliments, on est convenu, pour apprécier la richesse nutritive d'un aliment, de ne se préoccuper que du troisième élément nécessaire, l'azote, et de dire que les matières organiques *azotées* sont seules des aliments complets.

Parcourons maintenant d'un coup d'œil rapide l'ensemble assez considérable et varié des substances dites alimentaires.

Les premières comme importance et richesse sont empruntées au règne animal, et plus particulièrement aux *mammifères herbivores*. C'est une chose à remarquer, par une sorte d'instinct naturel l'homme, comme du reste les autres animaux, choisit plus spécialement pour en faire sa nourriture les espèces animales qui, dans l'échelle naturelle, occupent les degrés inférieurs à lui. Nous mangeons sans répugnance presque tous les animaux herbivores, nous n'acceptons au contraire qu'à contre-cœur, et faute de mieux, les carnivores. Il en est à peu près de même des animaux carnassiers, et l'hygiène est d'accord en cela avec notre goût naturel : aussi admet-elle comme aliments parfaitement sains et nutritifs les viandes de bœuf, de vache, de taureau et de veau, de bison et de buffle, de mouton, d'agneau, — la viande de ce dernier est cependant peu nourrissante, fade et gélatineuse — de bouc, de chèvre et de chevreau. Le mammifère herbivore choisi comme base d'alimentation varie du reste suivant les contrées. En Afrique, on mange indifféremment le bœuf et le chameau; dans les Indes, l'antilope, le cerf, etc. En France, nous empruntons aussi notre alimentation aux races porcines, dont le type sauvage est le sanglier et l'espèce domestique est représentée par le porc et la truie ; mais la chair de ces animaux est lourde, difficilement assimilable, peut-être parce que, en leur qualité d'omnivores, ils sont presque tous des carnassiers, avec cette aggravation que leurs goûts peu délicats et d'une gloutonnerie proverbiale les exposent souvent à avaler des germes d'animaux microscopiques, les *trichines* entre autres, qui, pullulant en toute liberté dans leur corps, passent de là dans le corps du consommateur imprudent, lequel ne songe pas toujours à faire subir à la viande de porc, avant de la manger, un examen microscopique.

Malgré ces dangers, qu'une épidémie récente n'a que trop démontrés, la viande de porc est chez nous une nourriture parfaitement admise et même recherchée. Pourquoi n'en est-il pas ainsi de la chair de l'âne, du mulet et du cheval ? Simple affaire de préjugé, car tout, la raison, l'histoire et l'expérience, donnent tort à cette inexcusable répugnance. Depuis des siècles, le saucisson si estimé de Bologne se fabrique avec la chair de l'âne. Galien, il est vrai, la prétend dangereuse, mais Pline la préconise contre les maladies de la peau.

Quant aux chevaux, Larrey, chirurgien en chef des armées du premier empire, en fit consommer un nombre considérable par les soldats, lesquels s'en trouvèrent bien. A Copenhague, on vend publiquement la viande de cheval à côté de celle de bœuf depuis un temps immémorial, et il en est de même à Tarente, dans le royaume de Naples ; enfin il y a longtemps qu'à Paris même on a tenté d'en introduire l'usage. En 1811, Cadet, Parmentier et Pariset demandèrent l'autorisation d'ouvrir des boucheries de cheval. Parent-Duchatelet, après eux, attira l'attention publique sur cette matière alimentaire qu'on laissait perdre sans profit comme sans raison. Depuis, des sociétés d'hippophages ont entrepris la lutte contre le préjugé, que l'expérience forcée faite dans ce moment ne suffira peut-être pas encore à détruire. Certes, il faut le reconnaître, les animaux livrés jusqu'ici à la consommation n'ont pas toujours tenu ce que les gastronomes hippophages nous promettaient, et leur chair dure et filandreuse nous a expliqué, en nous les rappelant, les biftecks économiques que dans notre jeune temps nous avons quelquefois essayé de mastiquer dans certains restaurants du quartier Latin; mais il faut bien penser que jusqu'ici aucun des animaux abattus pour la boucherie n'avait été élevé et nourri dans ce but, que la plupart étaient vieux et nullement engraissés, que dans les parties de la France où le bœuf lui-même, élevé pour le travail de la terre, est livré à la boucherie déjà vieux et fatigué, sa viande est également noire, coriace et désagréable. Tout porte à croire que le jour où les producteurs de chevaux sauront qu'ils peuvent tirer de leurs produits un prix rémunérateur en faisant autre chose que des animaux de luxe ou de trait, c'est-à-dire en produisant des animaux bien en chair, d'un engraissement facile, et en les tuant vers l'âge de trois ans, tout, dis-je, porte à croire qu'alors le préjugé cessera et que l'on reconnaîtra ce qui est absolument vrai, savoir : que la viande de cheval est aussi savoueeuse que celle du bœuf et l'emporte même sur elle comme puissance nutritive et comme facilité d'assimilation.

Je ne parlerai que pour mémoire d'autres animaux auxquels d'ordinaire nous avons aussi recours pour varier notre alimentation; le moment me semble du reste mal choisi pour rappeler devant vous des images hors de saison en temps de siége : nous n'étudierons donc, au point de vue nutritif, ni le lapin, ni le lièvre, ni les volailles diverses, ni surtout le poisson.

Mais, parmi les aliments tirés du règne animal, il en est quelques-uns dont, en tant qu'hygiène, il est bon de parler. Le sang et les diverses préparations dont il est la base ne sont pas des aliments sans danger. Le sang est toujours indigeste, souvent même délétère, la putréfaction peut en faire un véritable poison ; il est bon de s'en méfier, surtout actuellement.

La graisse n'est pas par elle-même un aliment ; elle n'est pas azotée, et sa digestion exige, de la part de l'estomac, un travail spécial, souvent fatigant, surtout si l'on exagère la consommation des matières grasses. La graisse doit être considérée comme *condiment*, comme élément nécessaire à la préparation, à la cuisson des aliments, et non pas comme étant aliment elle-même.

Le lait, formé d'eau, de sucre, de beurre, d'un élément très-azoté, le caséum, a tous les caractères d'un aliment complet, et même d'un excellent aliment ; mais en contact avec les sucs acides de l'estomac il se coagule, se caille subitement, et il arrive souvent que ces caillots résistent et échappent à la digestion : il est des personnes qui ne peuvent, à cause de cela, boire une tasse de lait pur. On évite toujours cet inconvénient en mélangeant avec le lait un autre corps, comme le pain, le riz, la semoule, qui divisent, émiettent les caillots et permettent aux sucs digestifs d'agir sur eux sans fatiguer l'estomac.

Le fromage, qui est fait avec la partie la plus nutritive du lait, avec le caséum, est, lui aussi, très-nutritif, et, bien loin de charger l'estomac, la fermentation partielle à laquelle on l'a soumis pour le préparer a développé chez lui certains principes qui en font un digestif précieux. Il faut pourtant, et la recommandation est toute d'actualité, se méfier des fromages trop vieux, car alors la fermentation par trop complète leur donne des propriétés très-irritantes, surtout sur la bouche et les gencives, ils sont même quelquefois vénéneux.

Comme le lait, les œufs renferment un élément très-nourrissant, c'est le jaune. Celui-ci, délayé dans de l'eau légèrement sucrée, donne un breuvage agréable et substantiel, qui peut très-bien remplacer le lait pour les malades et les convalescents. Quant au blanc d'œuf, salubre et un peu nutritif à l'état naturel, il l'est moins et devient souvent indigeste lorsqu'il est durci par la cuisson.

Les préparations diverses que l'on fait subir aux viandes, pour les consommer, sont très-variées. Certaines ont pour but leur conservation, tels sont la salaison et le fumage. La salaison a pour effet de coaguler une partie des éléments de la viande, tout comme la chaleur coagule le blanc d'œuf, et, enveloppant ainsi la viande dans un enduit imperméable, d'empêcher les effets du contact de l'air; mais le sel pénètre dans tous les interstices des fibres charnues, et, à la longue, les dénature assez pour que la viande perde une grande partie de ses qualités nutritives et salutaires. Les salaisons de vieille date ne sont pas sans danger, et il est de toute importance de n'en faire usage qu'en y adjoignant toujours une nourriture végétale, salade ou légumes frais.

Le fumage de la viande, beaucoup moins employé, parce qu'il est moins facile à réaliser, ne présente pas les mêmes inconvénients. Les viandes fumées, sauf leur saveur un peu étrange, sont nutritives et plutôt salutaires que nuisibles.

Je ne citerai qu'en passant les préparations telles que le marinage et la putréfaction ; je ne saurais trouver un autre mot pour désigner cette pratique, en usage chez les gourmets, qui ne permet de faire cuire une pièce de gibier que lorsque la puanteur s'y manifeste. Chez tous les peuples il y a des goûts dépravés : les Polonais se régalent avec du lait de jument pourri et grouillant de vers; les Kamchakdales, comme avant eux les Romains, se lèchent les lèvres à l'idée du caviar, lequel est fait avec du sang et des œufs de poisson pourris ensemble. Tout ce que l'on peut en dire, c'est que ces pratiques sont heureusement exceptionnelles, et que les dépravations du goût rentrent dans les curiosités physiologiques, et pas du tout dans l'hygiène. Je n'insisterai donc pas sur ce sujet.

La cuisson, qui est le mode de préparation généralement admis, et contre lequel je n'aurais garde de me prononcer, est pourtant, au point de vue hygiénique, d'une nécessité discutable, puisqu'il est de règle, en physiologie, qu'un aliment est d'une assimilation d'autant plus facile que sa nature propre se rapproche davantage de celle de l'être alimenté. Or la cuisson a pour premier effet de modifier la nature des viandes et de les éloigner de cet état de similitude qui en rendrait l'usage plus nutritif et la digestion plus aisée. Mais une des premières règles de l'hygiène est de respecter les habitudes toutes les fois qu'elles n'ont par elles-mêmes rien d'absolument nuisible; nous admettrons donc la cuisson comme nécessaire, et nous dirons quelques mots sur les modes de préparation les plus usités et les plus recommandables.

On peut cuire les viandes en les faisant rôtir ou griller, ou en en faisant du bouillon.

Dans le rôtissage, la viande est présentée au feu et se cuit par l'effet du calorique rayonnant; les parties grasses, les sucs liquides s'écoulent ou se perdent en vapeur, et ce n'est guère que dans une cuisine ou un établissement suffisamment outillé que l'on peut les recueillir et en prévenir la perte.

Dans le grillage, la viande, découpée en morceaux assez minces, est placée immédiatement sur les charbons incandescents; sa superficie, rapidement saisie, consolidée et même un peu carbonisée par le feu, forme comme une sorte d'enveloppe imperméable retenant à l'intérieur tous les sucs gras et nutritifs, et cela sans nécessité d'appareils culinaires, toujours encombrants en campagne et le plus souvent absents.

De cet énoncé il résulte de suite que, dans la vie de campement que nous allons être appelés à mener, c'est au grillage, procédé de cuisson rapide et satisfaisant, que nous devrons donner la préférence.

Faire du bouillon n'est pas une petite affaire. Pour obtenir un bon bouillon, lequel ne contient encore que 16 pour 100 de matière organique, il faut de trois à quatre heures de cuisson continue, et la viande, alors transformée en bouilli, est assurément un aliment sain, mais c'est un aliment peu agréable, et certainement d'une assimilation plus difficile que la viande grillée. En outre, peut-on jamais répondre, en temps de guerre, que l'on aura le temps suffisant pour parfaire un bon pot-au-feu, et ne peut-on pas craindre d'avoir à manger la soupe à peine faite et la viande presque crue? Dans un cas pareil, tenant compte de cette habitude toute française, de ce besoin de manger la soupe, et pour éviter le danger du pot-au-feu manqué faute de temps et pour cause d'alerte, je vous conseillerais de faire toujours deux parts inégales de la viande. L'une, environ d'un tiers, servira à faire du bouillon à la minute, et voici comment : la viande sera hachée aussi menu que possible, placée seule avec de la graisse dans la marmite; on la fera cuire à feu vif, en y mélangeant les légumes, hachés eux aussi; c'est, je crois, ce que les cuisinières appellent *faire revenir*. Quand le tout sera cuit et un peu roussi, on ajoutera l'eau nécessaire, on fera bouillir un instant, et l'on aura d'excellent bouillon en l'espace d'une heure au plus. Quant aux deux tiers de viande mis de côté, on les fera griller, et, au lieu de la soupe et du bœuf, on aura la soupe et le rôti, ce qui n'est pas sans quelque avantage.

On opère de même avec les viandes salées, si l'on a eu le temps de les faire dessaler suffisamment. Si le temps a fait défaut, il n'y a, hélas! pas grand'chose de bon à en espérer; c'est le cas où il faut surtout se résigner à manger pour vivre, nécessité du reste assez générale pour tous aujourd'hui.

Les aliments que nous empruntons au règne végétal sont trop nombreux pour que je puisse les étudier tous ici au point de vue de leur richesse alimentaire et de leur hygiène ; puis, là encore, ce n'est précisément pas la variété du choix qui nous embarrasse. Je ne vous parlerai donc que de quelques-uns, et, en premier lieu, des céréales.

Les céréales ou graminées sont, de tout le règne végétal, la famille qui paraît prédestinée surtout à l'alimentation de l'homme et des animaux. A vrai dire, elles couvrent le globe. La première comme valeur nutritive, le froment, est spéciale aux régions tempérées, et sa production annuelle, bien qu'immense, est encore insuffisante aux besoins de la consommation. Il est vrai de dire que si, en Égypte, au temps de Pline, le froment rendait de 100 à 150 pour 1, son rendement actuel n'est plus que de 20 à 30 pour 100, conséquence inévitable de l'appauvrissement du sol par une culture trop exigeante et de la violation de certaines lois naturelles dont le détail nous entraînerait trop loin de notre sujet. Le grain de froment est composé d'une enveloppe ligneuse ou boisée, renfermant une petite masse de matière blanche dont la poudre forme la farine. La farine peut aisément elle-même, par des lavages bien conduits, se séparer en deux parties : l'une, l'amidon ou fécule, que vous connaissez tous, l'autre, le gluten, substance élastique, grisâtre, demi-transparente, qui est la partie *azotée*, par suite la partie nutritive de la farine ; il faut joindre à cela une substance particulière, spéciale à chaque espèce de grain, qui se nomme céréaline pour le froment, hordéine pour l'orge, et qui donne à chaque céréale sa saveur particulière. Quant à la richesse alimentaire d'une farine, elle se juge par la proportion de gluten qu'elle contient, et voici le tableau des qualités nutritives et de la richesse en gluten des diverses céréales.

	Proportion de gluten p. 100.	Richesse nutritive.
Froment	11	100
Seigle	10	95
Sarrazin	9	80
Avoine	6	90
Orge	3	40
Maïs	3	40
Riz	traces	25

Pour utiliser les céréales comme aliment, on les réduit presque toujours en farine. La mouture sépare de la farine proprement dite l'enveloppe ligneuse du grain, que l'on rejette sous le nom de son. La proportion du son est environ un cinquième du poids total, contenant encore environ 46 p. 100 d'excellente matière nutritive, qu'un préjugé malheureux laisse perdre. On croit, et ceci est vrai pour Paris surtout, que le pain très-blanc est meilleur, plus léger à l'estomac et plus nutritif que le pain un peu gris fait avec la farine peu blutée. C'est une erreur; une certaine proportion de son dans le pain en accroît la puissance nutritive. La passion du pain blanc, du pain de luxe, du gruau, est à la fois si peu rationnelle et si générale, que, pour la satisfaire, les boulangers ont souvent recours à de véritables falsifications, en introduisant dans la pâte des sels minéraux, tels que l'alun et le sulfate de cuivre, qui donnent au pain plus de blancheur et de légèreté, mais dont l'introduction dans l'économie ne saurait être absolument sans danger. Une pratique éminemment rationnelle et économique est celle qui, pour faire la pâte, emploie au lieu d'eau pure la décoction de son : sans introduire dans le pain ces paillettes brunes déplaisantes à la vue, elle l'enrichit de tous les principes solubles et nourrissants que le son contient.

La panification est une opération complexe dont le but est surtout de donner aux farines une facilité d'assimilation qu'elles n'auraient pas sans cela. En d'autres termes, faites, avec une même quantité de farine, d'un côté du pain, de l'autre de la bouillie : le pain sera aisément digéré ; mangé avec plaisir, il produira cette sensation agréable qui suit l'ingestion d'un aliment réparateur, tandis que la bouillie, mangée avec peine, avec dégoût, produira un sentiment de plénitude fatigante, de lourdeur, indice d'un travail digestif pénible, causé par une substance d'une élaboration difficile.

La panification, dont vous connaissez tous les diverses manipulations, a pour résultat de rendre soluble l'amidon de la farine par la coction et la fermentation que développe dans la pâte l'addition de levain, en même temps que de produire une certaine quantité d'alcool et de gaz acide carbonique qui, gonflant et soulevant la pâte, rend la mie légère, spongieuse et aisément digestive. Après la panification, on peut considérer le froment comme donnant un aliment complet.

On fait aussi avec le seigle un pain bis, très-nutritif, très-sain, un peu rafraîchissant, et qui a la propriété de ne se rassir que lentement. L'addition du seigle au froment est une pratique plutôt recommandable que mauvaise.

L'orge donne un pain rougeâtre, proverbialement grossier, mais nutritif et sain. Il faisait autrefois la base de l'alimentation des gladiateurs romains, qui, paraît-il, ne s'en trouvaient pas plus mal.

Le blé noir, ou sarrazin, est de toutes les céréales celle qui fournit le plus mauvais pain. Certaines farines, celle de pommes de terre, celle de châtaigues, sont par elles-mêmes tout à fait impropres à la panification, et cela parce que le gluten leur fait défaut ; on peut néanmoins, et ceci est à noter comme une ressource utile dans certains cas, en faire un pain supportable en y additionnant du gluten et de l'amidon torréfié.

Parmi les autres végétaux auxquels nous avons recours pour notre alimentation, on doit aussi placer en première ligne tous ceux de la famille des crucifères : les choux, les navets, etc. ; ils contiennent de l'azote, par conséquent ils sont nutritifs au même titre que la viande et le pain.

Quant à l'ail, à l'ognon, au poireau, ce sont des assaisonnements, ou mieux, des condiments ; mais ils ne sauraient à aucun titre mériter par eux-mêmes le nom d'aliments.

Il est un autre végétal, peu usité comme aliment habituel, et pourtant très-nutritif. C'est le champignon. Je crois devoir le signaler, surtout en ce moment où nous n'avons pas toujours le loisir ni le moyen de choisir nos aliments. Le champignon de couche, celui qu'on mange surtout à Paris, est toujours inoffensif; avec lui pas de précautions à prendre. Mais il n'en est pas de même des autres espèces qui poussent spontanément dans nos bois et qui pourtant, à un moment donné, pourraient devenir pour nous une ressource alimentaire. Certaines variétés sont vénéneuses, les reconnaître n'est jamais ni facile, ni certain ; mais il existe un moyen parfaitement infaillible, reconnu tel par de nombreuses expériences, de leur faire perdre toute propriété nuisible et d'en faire un aliment sinon très-appétissant, du moins nutritif et d'une parfaite innocuité : il suffit pour cela, avant de préparer le champignon pour la table, de le faire bouillir un quart d'heure dans une eau fortement vinaigrée (environ un verre de bon vinaigre et trois verres d'eau). On le lave ensuite à l'eau froide, puis on le soumet à la préparation culinaire préférée.

Après ce rapide coup d'œil sur les substances diverses auxquelles nous demandons notre alimentation, il est bon de dire quelques mots d'explication sur un terme fréquemment employé et toujours mal compris, je veux parler de la digestibilité.

On doit entendre par digestibilité le séjour plus ou moins long que fait un aliment dans l'estomac avant d'avoir subi une transformation suffisamment complète pour devenir assimilable et pouvoir comme tel se mélanger au sang et concourir définitivement à la nutrition de l'individu.

De nombreuses expériences ont été faites à ce sujet, toutes les substances alimentaires ont été essayées. Un médecin, Stevens, utilisait pour cela un bateleur doué de la singulière faculté d'avaler, puis de rendre à volonté des corps volumineux et résistants. Stevens lui faisait avaler des boules d'argent, creuses, percées de trous et remplies d'une substance alimentaire. En la lui faisant régurgiter ensuite à des intervalles de plus en plus éloignés, il put suivre les transformations successives de chaque substance jusqu'au moment de sa disparition complète, indice de la digestion terminée. Il put ainsi tracer un tableau des substances alimentaires suivant leur ordre de digestibilité.

Un autre médecin, Beaumont, possédait un Canadien qui, à la suite d'une plaie par arme à feu, avait conservé une fistule établissant entre l'estomac et le dehors une communication directe, une sorte de pertuis que l'on pouvait ouvrir à volonté. Il le soumit également à une série d'expériences ayant pour but de reconnaître la digestibilité des diverses substances alimentaires et en dressa un tableau.

Mais les résultats donnés par Stevens et Beaumont n'étaient en somme que l'expression des puissances digestives de l'estomac d'autruche du bateleur et de l'organe défectueux et affaibli du Canadien ; ces résultats n'ont donc que peu de valeur.

C'est dans une thèse de Trousseau que nous trouvons en réalité le véritable ordre des digestibilités, et cet ordre, en partant des aliments qui font le plus court séjour dans l'estomac, est celui-ci : d'abord les fruits mûrs, puis les légumes cuits, les coquillages, les poissons frais, les oiseaux, le pain, la viande fraîche, et la viande salée.

Or il importe de ne pas confondre la digestibilité avec la puissance nutritive : l'une est en réalité l'inverse de l'autre. Plus une substance est riche en éléments nutritifs, plus sa transformation est longue, plus longtemps elle séjourne dans l'estomac; de sorte que la série précédente, lue en sens inverse, nous donne aussi le tableau des puissances nutritives, dont le premier rang sera occupé par la viande, et le dernier par les fruits mûrs.

Arrivons enfin maintenant à la partie plus spécialement hygiénique de notre conférence, c'est-à-dire aux règles d'alimentation.

Où commence le trop, où s'arrête le pas assez? La question n'est pas facile à résoudre d'une manière absolue, témoin les divergences d'opinion de tous ceux qui, dans le passé, ont essayé de formuler les règles d'alimentation. Pour vous édifier à ce sujet, en voici quelques-unes :

Cheyne accorde par jour 240 grammes de viande, 360 grammes de pain et 180 grammes de vin ou de bière.

Stark ne permet que 600 grammes de pain et deux litres d'eau. On prétend qu'il en mourut.

Sinclair donne 480 grammes viande et pain et un litre d'eau.

Lavoisier conseille de consommer en solide et liquide l'équivalent des pertes journalières, soit en moyenne 1040 grammes.

Sanctorius, surnommé l'homme balance, ayant constaté par ses pesées de chaque instant que la perte totale est par jour de 3 kil., conseille d'absorber la même quantité d'aliments.

Enfin Dumas, en 1842, étudiant la question à un autre point de vue, reconnaissant que l'homme dépense par jour environ 16 grammes d'azote, conseille de borner l'alimentation à 500 grammes de matière azotée, contenant la quantité d'azote nécessaire pour compenser la dépense journalière.

Nous serions, avouez-le, plus embarrassés qu'éclairés, si nous n'avions pour guide que les résultats, si peu concordants, dont je viens de vous citer quelques exemples.

Mais, heureusement pour nous, l'homme a une conscience physique, tout comme il a une conscience morale ; elle sait fort bien dire à chacun de nous s'il a trop ou pas assez mangé, et avec elle nous dirons que l'alimentation est insuffisante si elle n'atteint pas la sensation de satiété, et qu'elle est excessive lorsqu'elle dépasse cette sensation.

L'alimentation insuffisante n'est que bien rarement volontaire, et, lorsqu'elle se présente, elle dépend en général de causes étrangères à l'hygiène.

Quant à l'alimentation excessive, qu'elle résulte d'un vice ou du préjugé, peu importe, elle est féconde en résultats fâcheux. Accidentelle, elle produit le malaise, l'étouffement, car l'estomac, gonflé outre mesure, refoule en bas les intestins, en haut le cœur, en comprimant les poumons ; il peut en résulter une congestion cérébrale et l'asphyxie. — Si l'excès d'alimentation est habituel, l donne à l'estomac un développement anormal, qui, à la longue, fait une nécessité de l'excès même dont il résulte. On ne développe pas par là le tempérament sanguin, comme on le croit trop souvent, on produit la pléthore, qui est une maladie; on provoque les hémorrhoïdes, les hémorrhagies, les congestions cérébrales, puis la pierre et la goutte, chez les uns; chez d'autres, surtout les lymphatiques, l'alimentation excessive produit en outre le développement exagéré du tissu graisseux, l'embonpoint difforme, avec réaction sensible sur l'intelligence, ce qui a motivé l'aphorisme de Réveillé-Parise : « Gros ventre, gros entendement. »

Pour terminer enfin par quelques conseils particuliers, je dirai :

Aux tempéraments sanguins : donnez la préférence à une nourriture végétale, aux fruits, aux farineux ; du bouillon, du vin, pas d'alcool, pas de stimulants.

Aux tempéraments nerveux : mangez de la viande rouge, rôtie ou grillée; pas de farineux, pas d'alcool, pas d'assaisonnements ni d'excitants d'aucun genre.

Aux tempéraments lymphatiques : recherchez les aliments très-nutritifs sous un petit volume, surtout la chair rouge rôtie ; usez, mais sans excès, des toniques et des stimulants, des assaisonnements un peu relevés ; abstenez-vous des viandes blanches, des graisses et des farineux.

A tous, enfin, je dirai : mettez de la régularité dans vos repas, deux par jour, à cinq ou six heures d'intervalle ; ne prenez pas de ces prétendus apéritifs, absinthe ou vermouth, l'appétit vient parfaitement tout seul ; mangez dans un espace aéré, peu chauffé, plutôt en plein air que dans le corps de garde. Après le repas, prenez de l'exercice, au lieu de vous livrer à quelque jeu absorbant ou à des discussions politiques ou autres qui ne peuvent que nuire à la bonne digestion. Actuellement, pendant le siége, surtout avec les viandes salées, ayez toujours, au moins une fois, des légumes ou des salades : cresson, chicorée, céleri, pissenlit, ou, à défaut de tout cela, quelques-unes de ces herbes aromatiques ou amères dont la zone parisienne est si riche et qu'il vous sera bien facile de reconnaître et de trouver. Enfin tâchez d'avoir toujours au moins un aliment ou une boisson chaude, du café ou du thé, de préférence aux boissons alcooliques. Couvrez-vous bien après le repas, et ne vous livrez au sommeil que lorsque vous serez à peu près sûrs que la digestion est faite.

III

HYGIÈNE DES BOISSONS.

Mes chers Camarades,

J'ai cru devoir séparer l'hygiène des boissons de l'hygiène des aliments, parce que, contrairement à la croyance générale, les boissons, indispensables, il est vrai, à l'alimentation parfaite et hygiénique de l'homme, ne sont pourtant, à proprement parler, pas des aliments.

Expliquons le but unique que les boissons sont appelées à remplir, et mon idée ressortira claire et nette de cet exposé.

L'homme, dans les actes de la vie, ne perd pas, vous le savez fort bien, seulement de l'azote, du carbone et de l'hydrogène ; il perd aussi constamment, en quantités variables suivant les tempéraments, mais en quantités toujours importantes, de l'eau, soit par les urines, soit par la sueur, soit encore par la respiration, par la salive, etc. Cette eau demande à être immédiatement remplacée, sous peine d'un trouble profond dans tout l'organisme ; de là la soif, cet impérieux besoin, plus intolérable encore que la faim ; de là la nécessité des boissons, lesquelles, cependant, n'agissent utilement que par l'eau qu'elles renferment. L'eau est donc la boisson par excellence, la seule nécessaire, la seule indispensable, et si, dans nos sociétés civilisées, l'usage unique de l'eau pure comme boisson n'est qu'une exception assez rare, cela n'infirme nullement la règle, et tout liquide peut seul porter le nom de boisson qui contient au moins dans sa composition 90 pour 100 d'eau pure.

Il n'est donc pas inutile, bien au contraire, d'étudier l'eau considérée comme boisson, et ses effets hygiéniques.

Le choix de l'eau est sous ce rapport de première importance; il faut que l'eau boisson ait un certain degré de pureté. Or, sachez-le bien, il ne faut pas pour l'eau confondre transparence avec pureté ; une eau peut paraître pure comme du cristal et être absolument insalubre.

Règle générale, il faut rejeter des usages domestiques toute eau colorée, odorante, ou ayant une saveur ; il faut la rejeter surtout si elle est soupçonnée de contenir des substances organiques; telles sont les eaux stagnantes, celles des mares de nos villages, celles de nos petits étangs, celles qui ont fait un long séjour dans des vases de bois, celles enfin des puits de nos grandes villes.

Il peut cependant se présenter des cas où, faute d'avoir l'embarras du choix, on se voit forcé de faire usage d'une eau reconnue insalubre; il faut alors toujours la purifier. Pour cela, on doit la faire bouillir un instant, après quoi on la filtre au travers de sable bien propre mélangé avec un peu de charbon de bois. Elle coule parfaitement pure et transparente, mais alors même elle ne peut encore servir comme boisson qu'après un aérage suffisant , que l'on active en la mettant dans un vase peu profond et la battant avec un bâton. On peut à ce moment la boire sans danger.

Comme je l'ai dit plus haut, la soif est le sentiment du besoin produit par la diminution des liquides dans les vaisseaux circulatoires. L'eau seule est susceptible de produire cette réparation ; les liquides acidulés, que l'on recherche à cause de leur saveur agréable, troublent la digestion, les liqueurs alcooliques la paralysent et amènent une réaction trompeuse et momentanée ; l'eau, au contraire, sans nourrir par elle-même, favorise et accroît la production des liquides nourriciers. Une même substance alimentaire nourrit mieux et plus, arrosée d'une boisson riche en eau, que consommée à sec ou avec une boisson alcoolique.

Mais, pour l'eau comme pour tout, il faut éviter l'excès. Prise en trop grande quantité, l'eau délaie et affaiblit les sucs digestifs ; elle déplace l'estomac en s'accumulant dans sa partie déclive; elle détermine une sorte de faiblesse et d'atonie du tube digestif, qui se traduit bientôt par des accidents ayant souvent l'apparence d'une attaque de choléra. Il faut ici encore et toujours se régler sur la connaissance raisonnée de son tempérament propre, et surtout sur les circonstances au milieu desquelles on vit. Certainement, pour les tempéraments sains, l'eau est la boisson par excellence et la plus favorable à la longévité ; mais il ne faut en faire usage qu'avec modération, et la mélanger à quelque autre liqueur tonique ou aromatique, dans les contrées marécageuses, pendant les temps humides, et dans les climats froids, de même que pendant les grandes chaleurs de l'été et dans les contrées tropicales.

On a beaucoup dit et écrit contre l'usage des boissons froides ; la vérité à ce sujet est qu'il est hygiénique de boire frais en été, de l'eau légèrement dégourdie en hiver ; que l'on peut sans danger boire frais quand l'on est échauffé par une longue course et en sueur, pourvu que l'on ne fasse pas d'excès, que l'on boive par petites gorgées, non à grand verre ; mieux encore, en mangeant un peu tout en buvant, et en faisant ensuite un peu d'exercice avant de se livrer au repos complet.

N'allez pas croire, mes chers camarades, par ce qui précède, que je veux bannir complètement le vin du rang des boissons habituelles. Je suis de l'avis de ceux qui pensent que le bon Dieu n'eût pas fait le vin si bon s'il ne voulait pas qu'on en bût. La proportion d'eau que le vin renferme lui donne du reste les qualités voulues d'une boisson hygiénique. Les vins du Languedoc, les plus riches en alcool, n'en renferment que 15 p. 0/0, les vins légers de Champagne en contiennent 11 p. 0/0, tout le reste est de l'eau, plus une matière colorante, du tannin, quelques tartrates, substances toniques, astringentes, et qui ne deviennent nuisibles que par l'excès.

Mais, hygiéniquement parlant, il y a un choix à faire dans les vins employés comme boisson habituelle. Les vins rouges sont préférables aux vins blancs, et surtout aux vins mousseux. Le vin doit avoir au moins un an d'âge avant d'être consommé. Il est bon de se méfier et même de s'abstenir de ces diverses pratiques qui, sous le nom de coupage, vinage, plâtrage, soufrage, sont des expédients commerciaux et nullement des préparations hygiéniques. Le vin naturel, le vin de pays, celui que le vigneron tire de sa cuve, n'eût-il pas toute la finesse et tout le fumet désirés, vaudra toujours infiniment mieux, pour la santé du consommateur, que ces produits agréables, mais artificiels, de nos savants chimistes de Bercy et autres lieux.

Dans certaines parties de la France, on emploie comme boisson, en place du vin, d'autres liqueurs fermentées. Telles sont, par exemple, le cidre et le poiré, obtenus par la fermentation du jus de pomme ou de poire. Ces liquides, contenant environ 10 p. 0/0 d'alcool et se rapprochant beaucoup du vin dans leur composition, ont aussi des effets analogues; mais il est bon, si l'on n'en a pas l'habitude, de n'en faire usage qu'avec modération et en les coupant d'eau.

La bière bien faite, c'est-à-dire faite avec de l'orge et du houblon, ne contenant que 7 p. 0/0 d'alcool, est une boisson excellente et hygiénique à la fois; elle a de plus, grâce à l'orge employé dans sa préparation, des propriétés nutritives, et elle participe aux propriétés toniques et antiscorbutiques du houblon. Mais il est bien entendu que je ne parle ici que de la bière bien faite, et non de certains liquides baptisés du même nom, dans lesquels le glucôse ou la mélasse prend la place de l'orge, et le buis celle du houblon. Il faut aussi se méfier des bières que l'on nous expédie d'Allemagne et dans lesquelles, pour en assurer la conservation pendant le transport, on augmente artificiellement la proportion d'alcool, ce qui en fait une boisson plus enivrante et par suite plus dangereuse que le vin.

Enfin l'on fait aussi usage, et trop souvent abus, de boissons dans lesquelles les proportions hygiéniques de 90 p. 0/0 d'eau et 10 d'alcool sont complètement retournées, l'alcool prenant la place de l'eau et *vice versa*. En première ligne viennent les eaux-de-vie, celle de vin, qui contient 70 p. 0/0 d'alcool, puis celles de prunes, de cerises, qui contiennent souvent un principe vénéneux, lequel préexiste tout formé dans l'amande de ces fruits ; puis le rhum ou eau-de-vie de canne, l'eau-de-vie de cidre, et celles de betteraves, de pommes de terre, de riz, etc., liquides toujours nauséabonds, parce que la distillation entraîne avec l'alcool certaines huiles essentielles dont on ne peut les débarrasser, et qui forment pourtant le véhicule habituel de toutes ces liqueurs à bas prix que l'on débite sur le comptoir ; ce qui, pour moi, constitue une mesure que j'appellerai l'empoisonnement public avec patente du préfet de police.

Vous parlerai-je maintenant des funestes effets produits par l'abus des boissons alcooliques ? Pourquoi pas ? Mes conseils, inutiles pour vous, seront pour bien d'autres, malheureusement, d'une actualité et d'une utilité incontestables. Permettez-moi donc de dérouler devant vous l'effroyable et répugnant tableau des désordres organiques et intellectuels, conséquences forcées des habitudes d'ivrognerie; et, apôtres dévoués d'une œuvre moralisatrice et patriotique, répandez autour de vous les quelques notions que vous pourrez conserver après cet entretien, infiniment trop court pour un si vaste sujet. Sachez-le bien, n'eussiez-vous ramené qu'un seul buveur aux règles d'une hygiénique sobriété, vous n'en auriez pas moins rendu un grand service à la famille et à la société, car non-seulement l'ivrognerie est contagieuse, elle est aussi héréditaire, sinon peut-être comme vice moral, du moins comme dégradation physique.

Le premier effet produit par une boisson alcoolique

est une vive impression de chaleur au pharynx, à l'œsophage, à l'estomac. A cette chaleur succède bientôt la sécheresse et l'empâtement de la bouche, d'où le besoin de boire encore et l'entrée immédiate dans ce cercle vicieux, souvent infranchissable : boire pour étancher sa soif, et se donner soif pour boire encore.

L'effet immédiat de l'alcool est une décomposition du suc salivaire qui humecte et lubréfie la bouche ; de là un dépôt plus rapide et plus tenace du tartre sur les dents, avec déchaussement et carie de celles-ci. Tout buveur invétéré a les dents gâtées. Arrivé dans l'estomac, l'absorption de l'alcool est rapide ; il y séjourne à peine, mais sa présence excitante détermine une production excessive et anormale des sucs digestifs qui, produits en pure perte, fatiguent sans compensation aucune l'estomac et les muqueuses intestinales ; d'où naît bientôt un épuisement précoce et une impossibilité d'action à moins d'une excitation rapide et fréquente, que le buveur demande encore à l'alcool.

Pris à jeun, l'action pernicieuse de l'alcool est d'autant plus efficace qu'il agit seul, sans l'atténuation produite par la présence des aliments. La goutte, soi-disant hygiénique, du matin, l'habitude de « tuer le ver, » est une pratique déplorable, cause fréquente d'irritations chroniques de l'estomac, de gastrites, de névroses, et cause d'autant plus redoutable que le buveur trouve un soulagement immédiat, mais dangereusement trompeur, dans l'usage de ce même alcool, cause première de son mal.

L'alcool, ai-je dit, est rapidement absorbé. En effet, de l'estomac il passe directement dans le sang ; et , consciente en réalité des propriétés nuisibles et vénéneuses de la substance ingérée, la machine humaine emploie les grands moyens pour chasser dehors l'ennemi. Le sang charrie avec lui l'alcool, puis, à son passage au travers des poumons, à l'instant où, dans les cellules de ces vastes éponges gonflées d'air, il se trouve en contact direct avec l'atmosphère, il laisse échapper l'alcool en vapeur, que le mouvement respiratoire chasse alors au dehors. Mais cette heureuse expulsion ne saurait se répéter souvent sans danger, le sang lui-même ne supporte pas sans altération son mélange momentané avec l'alcool. Mêlez ensemble dans un vase du sang encore chaud et de l'alcool, il y a coagulation immédiate et décoloration sensible des globules rouges. Certes, dans nos canaux sanguins, l'action n'est ni aussi rapide ni aussi complète, le sang vivant a une force de résistance que ne possède plus le sang même fraichement écoulé, et un excès alcoolique accidentel ne met en danger ni le présent ni l'avenir; mais l'on conçoit qu'à la longue et par la répétition fréquente des mêmes excès, le sang peut subir une altération profonde, incurable, dont l'organisme entier doit éprouver les graves et terribles conséquences.

Comment donc expliquer l'irrésistible attrait qui pousse tant d'êtres intelligents à faire des boissons alcooliques je ne dirai pas un usage habituel, mais bien un incessant abus? Ce n'est pas l'ignorance des dangers auxquels cet abus les expose : à défaut de remontrances paternelles, d'instruction première et de conférences hygiéniques, toutes choses qui, dans la plupart des cas, n'ont certes pas manqué, n'y a-t-il pas la vue journalière, la rencontre forcée et de tout instant, de ces ivrognes titubants et répulsifs, de ces malheureux dégradés et abrutis qui dans nos grandes villes et aussi, hélas! dans nos campagnes, semblent avoir accepté volontairement la tâche infligée chez les anciens à des esclaves pour donner une leçon de sobriété aux enfants et aux jeunes hommes! La vue de ces esclaves avinés suffisait, dit-on, à les préserver pour jamais du vice d'ivrognerie; hélas! les effets de l'exemple ont donc chez nous bien dégénéré de leur antique puissance!

Quoi qu'il en soit, l'usage et plus tard l'abus des boissons alcooliques a pris naissance dans un préjugé, fils de la fausseté et de l'ignorance, comme du reste tous les préjugés. L'alcool, dit-on, fortifie, nourrit et soutient; un petit verre donne du cœur à l'ouvrage, etc., etc. Je ne rappellerai pas les autres formules laudatives à l'usage des buveurs, pour expliquer ou excuser leur malheureuse passion. Or voici de tout cela ce qu'il en faut croire: l'action excitante et réconfortante de l'alcool n'est qu'apparente; exhalé, comme je l'ai dit, par les poumons, il se produit dans l'acte respiratoire une accélération, un surcroît de travail, dont la conséquence est aussi d'activer les battements du cœur (c'est le même phénomène qui se produit, mais avec une exagération douloureuse, après une course précipitée). Par suite, la circulation du sang est plus active, plus rapide, il y a sensation de bien-être général, de chaleur, d'excitation musculaire; mais tout est ici momentané et trompeur; cet excès de vitalité d'un instant il faut le payer par un accablement d'autant plus profond et plus long que l'excitation générale aura été plus vive et plus complète.

Quant aux résultats inévitables de la répétition fréquente de cette vitalité artificielle, ils sont faciles à comprendre et à prévoir ; ce sont : du côté du cœur, les hypertrophies et les anévrismes; du côté des canaux circulatoires, c'est l'infiltration et l'état variqueux des vaisseaux capillaires, d'où cette coloration rouge et violacée que la chanson bachique célèbre sous l'euphémisme de rouge trogne. Du coté du système nerveux, il y a un émoussement général, avec rupture dans l'équilibre réciproque des divers appareils qui obéissent aux ordres du cerveau ; la marche devient chancelante, les mouvements sont gauches, maladroits, les mains tremblottantes. Les organes sécréteurs voient peu à peu leurs fonctions dévier de leur but primitif: l'urine diminue, la gravelle, la goutte apparaissent, d'autres fois c'est l'albuminurie et l'hydropisie. Les troubles du cerveau allant sans cesse en croissant, car il est bien rare qu'à un certain degré l'ivrogne s'arrête sur la pente fatale, on voit apparaitre l'ivresse persistante, les hallucinations, le délire habituel, enfin la manie souvent furieuse. Heureux encore quand le malheureux, en proie à la démence alcoolique, tourne contre lui-même les fureurs qui le déchirent et termine par le suicide une vie honteuse et coupable dont, malheureusement, il n'est pas seul à supporter les terribles châtiments. L'ivresse habituelle a souvent pour résultat l'impuissance, mais, et nous en sommes réduits à le regretter, le fait n'est pas général. Or la constitution alcoolique, et nous disons constitution, car le vice d'ivrognerie est si répandu qu'il a pour ainsi dire réagi à son tour contre les lois primordiales de notre organisme, modifié la nature humaine et créé une sorte de race hybride, de variété ébriolante ; la constitution alcoolique, disons-nous, est héréditaire, et la descendance de l'ivrogne invétéré, si elle ne donne pas une lignée d'ivrognes, donnera du moins une série d'êtres rachitiques, scrofuleux, d'une intelligence obtuse, en un mot une race dégénérée, résultat néfaste et honteux dans notre patrie, résultat dangereux dans une société républicaine.

L'alcool, ne l'oubliez pas, est un médicament, une substance thérapeutique, jamais un aliment. Utile dans certains cas, pour certains tempéraments, il n'est jamais nécessaire comme usage habituel. Cependant vouloir en proscrire l'usage serait une utopie. Admis comme boisson dans nos habitudes sociales, on ne peut en espérer ni en ordonner l'abstention complète, et parce qu'il y a des ivrognes je ne prétends pas faire arracher la vigne; je me bornerai à prêcher à tous la tempérance, surtout dans la situation exceptionnelle où nous nous trouvons, surtout dans un moment où les privations et les fatigues nous poussent à suppléer par divers moyens à une alimentation insuffisante et à chercher un élément réparateur pendant les nuits de froid et de fatigue. Et si, par ce qui précède, j'enlève à quelques-uns la solution de ce problème difficile : passer une nuit de grand'garde avec le moins de souffrance et d'ennui possible, que ceux-là se rassurent, j'ai une autre solution à leur offrir, plus efficace peut-être, et tout au moins sans danger.

Il existe une autre boisson dont on fait aussi en France un usage habituel, mais dont on use en bien moindre proportion qu'on ne le fait des boissons alcooliques ; cette boisson c'est le café.

Le café est la graine contenue dans les baies rouges du

Coffea arabica. Les Grecs et les Hébreux connaissaient le café. Avicenne, Prosper Alpin en font mention et n'ignoraient aucune de ses propriétés. Originaire de l'Ethiopie, de l'Arabie, de l'Yemen, il passa de là dans l'Inde, de là en Europe, de là enfin en Amérique. On en faisait usage en Orient en 875, en Italie on le connut en 1645, et à Paris en 1672. Les Hollandais portèrent à Batavia des plants achetés à Moka, et c'est d'Amsterdam que Louis XIV en reçut un qui, planté au Jardin des Plantes, fournit les trois rejetons expédiés à la Martinique en 1720. Un seul y arriva, grâce aux soins du chevalier Desclieux, qui, pendant la traversée, se priva souvent de sa portion d'eau pour arroser la petite plante confiée à ses soins.

La graine du café non torréfiée contient une huile aromatique, de la fécule, du tannin, un peu de résine, et une substance découverte par Runge en 1820 : on la nomme la caféine, elle constitue le principe actif du café. La caféine peut se préparer isolément, et prendre rang dans la thérapeutique au même titre que la quinine, la morphine et tant d'autres principes actifs extraits des végétaux.

Comme composition chimique, le café contient, sur 100 parties, 49 de carbone, 5 d'hydrogène, 16 d'oxygène, 28 d'azote. Cette composition le place donc au nombre des substances alimentaires, et parmi elles au rang des aliments complets.

Sous Louis XIV, il coûta un moment 140 fr. la livre. Il était du suprême bon ton de prendre un peu de café, et madame de Sévigné, témoin de cet engouement général, répondit un soir dans une de ces réunions politicosentimentales où elle trônait en reine : « N'ayez crainte, Racine passera comme le café. » Elle se trompait pour tous deux. Racine, bien que traité de polisson par un dramaturge fantaisiste, dure encore, et le café, malgré les avis contraires des sommités médicales, malgré les règlements prohibitifs, malgré l'impôt, malgré tout, n'en est pas moins aujourd'hui pour nous une denrée de première consommation, mieux que cela, une boisson hygiénique, un excellent auxiliaire digestif et, dans la question qui nous occupe, une solution au problème dont je vous parlais plus haut au sujet des boissons alcooliques.

Le café pris chaud produit un sentiment de bien-être et de chaleur générale; le pouls s'accélère, la transpiration se fait plus abondante, le système nerveux se réveille, l'intelligence s'active, les mouvements deviennent plus vifs et plus faciles ; après le repas il facilite la digestion et prévient l'ivresse. Mais, comme toutes les substances ayant une action excitante sur le système nerveux et le système sanguin, il faut éviter que l'usage dégénère en abus, et subordonner la quantité de café absorbée journellement au tempérament de l'individu. C'est pour n'avoir pas suivi cette loi de vulgaire prudence que l'on a pu reprocher au café de causer des accidents nerveux, des gastralgies et des malaises. Poison, ont dit les uns ; ambroisie, ont répondu les autres. Des deux côtés il y a exagération; et du reste ses puissants effets, incontestables pour tous, lui ont toujours fait trouver grâce devant certains esprits : « Qu'importe le poison, disait Barthez, si le poison me débêtise. » Voltaire, Frédéric II, Delille, Napoléon, grands amateurs de café dont ils usaient jusqu'à l'abus, lui ont certainement été redevables d'une bonne partie de leur énergie intellectuelle ; et si le café présente dans les premiers symptômes de son action quelques ressemblances avec l'alcool, il en diffère tellement comme résultat, il est sur l'ensemble de l'organisme d'une si grande innocuité relative, que l'on ne saurait considérer autrement que comme un immense progrès hygiénique et moralisateur la substitution de l'usage même abusif du café à l'habitude des boissons alcooliques.

En ce qui nous concerne, mes chers camarades, la question du café est une question d'actualité pratique offrant un intérêt de premier ordre. Nous entrons en campagne dans de tristes conditions atmosphériques, il fait froid, la pluie glaciale succède aux brouillards humides : or, le café aide puissamment l'organisme à réagir contre l'action pernicieuse des climats humides. Nous irons en grand'gardes dans des tranchées pleines de boue, nous coucherons dans des terrains marécageux, source féconde en rhumatismes et en bronchites par la suppression presque complète de la transpiration et de la respiration cutanée : or, le café surexcite et entretient le mouvement éliminateur vers la peau. Enfin nous allons manger mal et peu, nous allons faire usage de viandes salées, d'une nourriture uniformément la même: or, le café agit comme les amers : en tonifiant les tissus il facilite la digestion, il prévient le scorbut, il est fébrifuge. Puis, là ne se bornent pas ses effets salutaires : il agit aussi, par l'intermédiaire du système nerveux, sur le moral de l'homme, il entretient la veillée, provoque les épanchements et la causerie, il rend la nuit moins longue, la pluie moins pénétrante, la brise moins glaciale, le temps moins long, et du moins il ne dégrade point l'homme comme le fait l'alcool; s'il ne fait pas d'un idiot un homme d'esprit, il n'a du moins jamais fait d'un honnête homme cet organisme bestial, répugnant et dangereux, dont les excès alcooliques nous fournissent de trop fréquents exemplaires.

A côté du café, il faut, pour être juste et complet, parler aussi du thé. Le thé est la boisson habituelle de l'Asie, de la Chine, de la Russie, de l'Angleterre et des deux Amériques. Originaire de la Chine et du Japon, il ne fut connu en France que vers 1602; la Compagnie des Indes en fit alors la première importation, en échange de la sauge, très-préconisée par l'école médicale de Salerne, et qui ne paraît pas avoir eu grand succès auprès des Chinois. En 1640, Nicolas Tulpius écrivit le premier une monographie du thé, depuis étudié à nouveau et vivement préconisé pas Kaempfer et Linné.

Le thé est produit par un arbuste de la famille des Camellias. On fait des feuilles de l'arbuste trois cueillettes annuelles, on leur fait subir une demi-fermentation, puis une dessiccation dans des bassines en cuivre, on roule les feuilles une à une entre les doigts, et l'on obtient ainsi le thé tel qu'il nous est expédié. Le même arbuste, les mêmes qualités de feuilles, quoi qu'on en ait dit, fournissent le thé noir et le thé vert, toute la différence est dans le mode de préparation.

Le thé est composé de ligneux ou matière boisée, de gomme, de tannin, d'albumine végétale, d'une huile essentielle que l'on peut extraire isolée et qui possède une odeur forte et étourdissante, puis enfin d'une substance nommée théine, découverte, il y a vingt ans, par

Oudry, laquelle est identique à la caféine et contient 29 pour 100 d'azote.

Il suit de là que le thé rentre aussi dans le nombre des aliments complets, et cela serait indiscutable si, comme certaines peuplades de l'Inde, nous consommions le thé réduit en poudre et étendu d'eau.

Nous ne faisons usage que de l'infusion de thé : or dans l'infusion l'eau ne se charge que d'une faible partie des éléments solubles de la feuille ; il s'ensuit qu'un litre d'infusion de thé, faite avec 20 grammes de feuilles, ne contient que 0 gr. 30 d'azote, tandis qu'un litre de bouillon de force moyenne en renferme 1 gr. 20. Le thé ne saurait donc être considéré comme alimentaire par lui-même, mais il le devient par l'addition de pain, de matière grasse (je n'ose dire de beurre) dont il aide alors puissamment l'assimilation.

Comme le café, il produit sur tout l'organisme cet effet que l'on ne peut rendre autrement qu'en disant qu'il empêche le corps de se dénourrir ; avec du café ou du thé on supporte plus longtemps sans souffrance une alimentation insuffisante.

Comme effet général, il produit les mêmes sensations que les boissons chaudes ; mais tandis qu'avec les boissons ordinaires ces sensations s'éteignent rapidement, avec le thé elles persistent pendant plusieurs heures.

Il convient de préférence aux tempéraments lymphatiques, aux personnes atteintes d'affections catarrhales et de rhumatismes, il est excellent comme boisson lorsque l'on fait usage d'aliments gras, féculents, mucilagineux. Bien inférieur au café comme propriétés toniques et excitantes, il doit être préféré par tous ceux sur lesquels le café a une action trop vive; et, comme tel, dans les circonstances actuelles de climat, d'alimentation, de fatigues exceptionnelles, on doit le recommander en place des boissons alcooliques, ou tout au moins comme allié à ces boissons.

L'infusion de thé doit se faire en versant de l'eau bouillante sur la feuille dans la proportion de 4 grammes de feuilles par tasse du thé; laissant infuser pendant 10 minutes, et décantant le liquide, car par un plus long contact avec l'eau chaude la feuille lui céderait certains principes amers qui détruiraient l'arôme suave et délicat si apprécié des amateurs de thé.

IV

HYGIÈNE DES VÊTEMENTS.

MES CHERS CAMARADES,

Heureux et bienheureux les animaux ! La prévoyante nature leur a fourni à tous un vêtement naturel, mieux confectionné et mieux approprié à leurs besoins que ne le saurait faire pour l'homme le plus habile tailleur. Rendons pourtant sur ce point justice à l'intelligence humaine, la question du vêtement est de toutes celle qu'elle a le mieux comprise ; et n'étaient les tristes mais irréfutables raisons d'économie obligatoire, je crois que ce dernier entretien sur l'hygiène du vêtement serait à peu près inutile, chacun de nous sachant, mieux que personne, quel vêtement lui fait défaut et d'après quelles règles il doit, lorsque l'achat devient possible, diriger son choix.

Néanmoins, il y a sur la question du vêtement quelques particularités utiles à connaître ; c'est sur elles que je désire ce soir attirer surtout votre attention.

Les matières premières employées à la confection de nos vêtements sont peu nombreuses, elles sont empruntées au règne végétal et au règne animal ; ce sont le chanvre, le lin, le coton pour le premier, les poils, la laine, les fourrures, la soie pour le second.

Le chanvre et le lin sont des fibres végétales décomposées, dénaturées, par une sorte de pourriture préalable; elles n'ont pas de forme particulière. Le coton, au contraire, que l'on met en œuvre à l'état de nature, a des filaments triangulaires, de la forme de vos baïonnettes, de là résulte sur la peau de l'homme un effet particulier spécial aux tissus de coton.

Les poils et les laines sont constitués par une infinité de petits cornets de matière dure, analogue à celle des ongles, qui, enchâssés l'un dans l'autre, forment ces filaments si déliés que l'on réunit en faisceaux, que l'on tisse ou que l'on feutre pour fabriquer le drap, le molleton, la flanelle, le feutre, enfin toutes les étoffes avec lesquelles se font nos vêtements.

La soie est aussi un produit animal, mais d'un autre genre; c'est une liqueur gommeuse qui se forme dans un organe spécial particulier à toutes les chenilles, il sert à toutes à filer le cocon ou nid qui doit abriter la période de léthargie pendant laquelle la chenille se transforme en papillon.

Je ne parlerai pas des manipulations diverses et curieuses par lesquelles doit passer le cocon du bombyx (ver à soie) avant d'être transformé en velours ou en satin; je ne parlerai même que fort peu des étoffes de soie, lesquelles n'ont rien à voir avec l'uniforme sévère et martial dont nous voici tous revêtus. Je n'ai dit le mot soie que pour être complet, et je passe de suite à l'effet protecteur, utile, que l'on demande au vêtement et qu'il doit remplir.

Le corps de l'homme en état de santé a une température normale moyenne de 35° environ. Au-dessus et au-dessous de cette température il y a danger pour la santé humaine. Le vêtement est destiné à maintenir cette température de 35°, sinon à une invariable fixité, du moins à ne lui permettre de varier que dans des limites restreintes et pendant des périodes de courte durée.

Or, si la température du corps de l'homme est et doit rester fixe, il n'en est jamais ainsi de la température de l'air au milieu duquel l'homme vit et s'agite. Le plus souvent, dans nos climats surtout, l'air a une température bien plus basse que 35° ; souvent aussi, en été par exemple, cette température s'élève au-dessus de 35°.

Dans le premier cas, le corps étant plus chaud que l'air, en vertu d'une loi physique, perd sa chaleur en la répandant dans l'espace, tout comme le fait un boulet rouge placé au milieu d'une chambre : comme lui, le corps humain doit se refroidir sans cesse, jusqu'à ce qu'il descende à la température de l'air. Ici intervient le vêtement, pour empêcher cette déperdition de chaleur ; et pour cela faire, il importe que, par sa nature, il ne se laisse pas traverser par la chaleur du corps, mais qu'il forme comme une espèce d'enveloppe imperméable, de barrière que le calorique du corps ne puisse franchir pour se perdre au dehors. Il faut, comme l'on dit en physique, que la matière du vêtement soit mauvaise conductrice de la chaleur.

Parmi les matières employées à la confection des étoffes, le lin, le chanvre, le coton ne sont pas de mauvais conducteurs et par suite ne peuvent servir à confectionner des vêtements faits pour tenir chaud. Au contraire la laine, la fourrure, la soie, conduisant mal la chaleur, doivent avoir la préférence. Mais cela ne suffit pas. Une remarque importante faite par les physiciens nous apprend que l'air, emprisonné dans de petits espaces qui en empêchent la circulation et le renouvellement, est éminemment mauvais conducteur de la chaleur : appliquant cette notion au choix des étoffes pour vêtement, nous voyons de suite que de deux étoffes de laine, l'une dense, serrée, à poil ras, l'autre à mailles lâches, à poils longs et emmêlés enfermant entre eux une grande quantité d'air, c'est évidemment la seconde qui conservera le mieux au corps sa chaleur; et, suivant que la température de l'air extérieur sera plus ou moins froide, plus ou moins basse par rapport aux 35 degrés, température nécessaire du corps humain, nous devrons mettre soit le vêtement à poils longs feutrés, soit le vêtement à laine serrée et à poils ras.

Les fourrures réalisent parfaitement, par leur structure propre, cette condition calorifique de renfermer de l'air emprisonné; c'est même à cette condition seule qu'elles doivent de si bien conserver la chaleur du corps, car leur matière propre, peau et poils, est par elle-même assez bonne conductrice de la chaleur.

Voilà pour le cas où le corps de l'homme est plus chaud que l'air environnant. Le cas contraire, celui où l'air a une température plus élevée que 35°, se rencontre rarement dans nos climats, sauf peut-être lorsqu'en été on se trouve en plein soleil. Mais, dans ce cas, l'effet du vêtement sera également protecteur, sauf qu'il protègera en sens inverse, en empêchant la chaleur extérieure d'échauffer le corps et de porter sa température moyenne à plus de 35°. Un proverbe espagnol, qui paraît de prime-abord un simple paradoxe : « Ce qui préserve du froid préserve aussi du chaud, » est l'expression d'une incontestable vérité ; le gros paletot qui vous préserve des rigueurs de l'hiver vous préserverait également des terribles effets de l'insolation ; et les Arabes le savent si bien, que la canicule les trouve couverts de laine de la tête aux pieds, absolument comme en hiver, et que plus on s'enfonce en Afrique, dans la région saharienne, dans la zone équatoriale, plus on y trouve cette habitude de se couvrir la tête et le corps de plusieurs doubles d'étoffes de laine; habitude résultant d'une antique expérience, dont l'étude scientifique de la chaleur démontre parfaitement la judicieuse vérité.

Dans nos climats, en été, il y a plutôt égalité fréquente entre la température de notre corps et celle de l'air extérieur ; et voilà pourquoi, au lieu de nous affubler de couvertures de laine, nous préférons nous vêtir d'étoffes de lin ou de coton, qui n'entravent que peu ou point la circulation du calorique.

Voilà, à un premier point de vue, l'effet produit par le vêtement ; mais cet effet n'est pas le seul. L'électricité, ceci est aujourd'hui un fait acquis, bien que les lois qui le règlent soient encore à trouver, l'électricité, dis-je, joue un grand rôle dans le fonctionnement de la machine humaine. Or les vêtements, suivant la matière qui les forme, ont des actions électriques ou diverses, ou nulles. Dans certaines substances, la laine, le poil, la soie sont du nombre ; l'électricité se développe par le frottement, et celles-là aussi ne laissent pas échapper l'électricité, ne se laissent pas traverser par elle. D'autres, comme le coton et le fil, paraissent inertes au point de vue électrique, et ne retiennent pas un seul instant l'électricité qu'on leur communique. Il suit de là que l'homme vêtu d'un vêtement de laine doit certainement éprouver certains effets électriques, que ne produira jamais un vêtement de fil ou de coton; cela seul suffit pour expliquer les effets salutaires produits quelquefois par certains vêtements de laine mis en contact direct avec la peau, ou par les frictions fréquentes avec de la laine.

Il n'est guère possible, dans l'état actuel de nos connaissances, de préciser le rôle que joue l'électricité dans le fonctionnement de la vie, ni de déterminer d'une façon certaine le moment où elle fait défaut, ou celui où elle surabonde; je ne saurais donc non plus vous dire dans quels cas il faut, comme agent d'électrisation ou de desélectrisation, employer le vêtement de laine ou celui de fil; mais partez de cette règle générale, que la laine, en contact direct avec la peau, y produit une excitation très-vive, due à l'action simultanée du frottement et de l'électricité; que cette excitation, utile dans certaines maladies : catarrhe, rhumatisme, pleurésie, etc., n'est jamais indispensable dans l'état de santé, et que l'abus, sans motif sérieux, de vêtements de flanelle sur la peau, habitude trop générale, tant pour l'enfant que pour l'adulte, est une pratique mauvaise, car l'habitude enlève à la longue toute efficacité à la flanelle, comme du reste à tout agent quelconque, et laisse ensuite à la fois le médecin et le malade désarmés dans une foule de cas où l'action irritante de la laine sur la peau eût été le remède applicable.

On peut du reste toujours, et sans danger, se défaire de cette habitude de porter sans cesse de la flanelle; il suffit pour cela de choisir le moment propice, celui des grandes chaleurs de l'été.

La chaleur, l'électricité ne sont pas les deux seuls agents extérieurs ayant une influence sur la santé du corps de l'homme; il y en a d'autres encore dont il faut parler, car le vêtement n'est pas non plus étranger à leur action. Dans le milieu où l'homme s'agite, il est également soumis à l'influence, variable suivant les lieux et les temps, de l'humidité et des émanations, soit putrides, soit délétères, qui, sous le nom général de miasmes, renferment et propagent de nombreuses maladies. La nature du vêtement est pour beaucoup à la fois dans l'absorption des miasmes et dans leur conservation, de même que dans la conservation de la vapeur d'eau qui a pénétré dans son tissu. Voici, à ce sujet, une expérience parfaitement décisive : le médecin Percy imbiba d'une même quantité d'eau des morceaux de diverses étoffes, choisis exactement de même surface et de même poids, c'est-à-dire placés en tout dans des conditions identiques, et, les faisant sécher ensemble à l'air libre, il reconnut que la toile de fil perdait la première et très-rapidement toute son humidité, puis venait le coton, puis la futaine, la flanelle, et enfin, en dernier, le molleton. Les étoffes vestimentales s'imprégnant des miasmes pernicieux qui flottent, dans certains cas, dans l'atmosphère, où ils trouvent comme véhicule naturel la vapeur d'eau, la série qui précède représente aussi le degré de danger que peut faire courir un vêtement de telle ou telle étoffe, et servira de guide sur l'épuration plus ou moins sévère que l'on doit lui faire subir. Ainsi tandis que, pour la toile ou le coton, un simple lavage, ou, si le temps n'est pas propice, le passage pendant quelques instants dans un four un peu chaud, suffira parfaitement à la désinfection, pour les étoffes de laine, en particulier celles feutrées et à longs poils, il faudra avoir recours à la désinfection par le chlore ou l'acide sulfureux, puis au passage dans la vapeur d'eau, et enfin à une longue aération.

Les propriétés absorbantes des vêtements ne s'exercent pas seulement sous l'influence des émanations venant du dehors, elles sont aussi mises en jeu par les émanations du corps qu'ils recouvrent. Or, règle générale, tous les produits que l'économie animale chasse au dehors, soit par la voie respiratoire, soit par la transpiration cutanée, acquièrent rapidement des propriétés pernicieuses, analogues, et dans certains cas identiques, à celles des miasmes dont nous parlions à l'instant; de là, l'habitude fort louable de mettre en contact immédiat avec la peau le linge de toile ou de coton, lequel a la propriété d'absorber rapidement et de perdre de même; de là, la nécessité de changer fréquemment de linge, de ne faire usage qu'accidentellement, dans le cas de maladie, ou lorsqu'on redoute l'effet inaccoutumé des intempéries de l'air, dans la garde aux remparts, par exemple, des chemises et gilets de flanelle; encore faut-il avoir soin de les retirer dès qu'on le peut et de les faire laver ou au moins aérer convenablement. Il en faudrait faire tout autant pour nos vêtements du dessus, dans l'épaisseur desquels séjournent à notre insu des principes délétères, souvent causes de nos maladies; tel est le cas, par exemple, dans l'épidémie cholérique et variolique. Mais on le peut rarement, et trop souvent lorsqu'on le peut on ne le fait pas : pourtant rien n'est plus simple que de battre souvent ses habits avec une baguette, de les suspendre à l'air. Si l'on craint une infection quelconque par suite d'un contact avec une personne atteinte d'une maladie contagieuse, il suffira, dans la plupart des cas, d'enfermer les vêtements pendant quelques heures dans une caisse, dans un coin de laquelle on aura placé une éponge imbibée de quelques gouttes d'acide phénique. En résumé, changement fréquent de tout le linge de corps, battage et aérage des habits; voilà les deux mesures hygiéniques que je vous recommande afin de prévenir les effets, souvent funestes, des propriétés absorbantes de nos vêtements.

Il n'y a pas que la matière dont une étoffe est faite qui fasse varier ses propriétés. Au point de vue de l'absorption rapide de chaleur et d'humidité, la couleur de l'étoffe est aussi pour beaucoup. Des expériences très-précises on été faites à ce sujet, et l'on a constaté que pendant qu'un morceau d'étoffe de laine noire mettait 4 secondes pour s'échauffer de 66 degrés, un morceau de la même étoffe, mais de couleur verte, mettait 5 secondes pour atteindre au même échauffement, que la couleur écarlate demandait 5 secondes et demie, et que la laine blanche employait 8 secondes. Il est aisé de conclure de là, que la laine blanche conservera mieux la chaleur du corps que la laine de couleur pendant les froids d'hiver, et que de même, en été, elle préservera mieux des ardeurs solaires; et ceci, non-seulement parce que la chaleur extérieure la traversera plus difficilement, mais aussi parce que la couleur blanche reflète et renvoie beaucoup plus les rayons de chaleur que toute autre couleur ne le saurait faire.

Il en est absolument de même pour l'absorption de l'humidité : là où 30 grammes de laine noire ont absorbé 32 d'humidité, 30 grammes de laine blanche n'ont absorbé que 20. La règle est la même pour l'absorption des odeurs, et par suite des miasmes atmosphériques. Ce simple énoncé vous suffit, je l'espère, pour que dans le choix à venir de vos vêtements vous puissiez, autant que faire se peut, concilier vos goûts personnels avec les règles de l'hygiène. Dans le cas actuel, l'uniforme règne en maître, et la fantaisie ou l'hygiène n'ont que peu ou rien à voir dans notre équipement. Il nous faut donc laisser de côté pour nos vêtements de dessus tout ce qui est relatif à la couleur et aussi au feutré de l'étoffe; mais ce qui dépend de nous, c'est la propreté constante, le battage, l'aérage de ce vêtement, c'est la propreté du linge, son renouvellement fréquent, c'est l'emploi de caleçons de toile ou de coton pour remédier à l'usage continu du même pantalon, c'est l'emploi d'un gros gilet de laine blanche sur la chemise, gilet qu'il serait bon d'avoir en double, pour le changer fréquemment, en lavant, ou à défaut en séchant soigneusement celui que l'on quitte et le soumettant au battage et à l'aérage avant de le mettre de nouveau.

Une partie importante, pour nous surtout, du vêtement, c'est la chaussure. Une bonne chaussure pour le soldat, c'est une moitié de son hygiène. Choisissez des chaussures aisées, mais tenant bien au pied; des bottines lacées, avec lacets de cuir, c'est ce qu'il y a de mieux pour nous : enveloppant la cheville dans un étui dont on peut varier à volonté la compression, elles la soutiennent, fortifient la marche, préviennent les entorses et les foulures. Pour que les chaussures soient imperméables à l'humidité, sans pourtant cesser d'être souples, il est bon de les enduire fréquemment avec un mélange d'huile, de cire jaune, d'un peu de poix de Bourgogne, le tout fondu au feu et appliqué chaud au pinceau sur les coutures, sur la semelle lorsqu'elle est neuve, sur l'empeigne. On peut, en y joignant du noir de fumée, en faire un cirage gras, assez brillant et très-hydrofuge. Il est bon aussi de porter à l'intérieur une double semelle; mais, à ce sujet, méfiez-vous de toutes celles que l'on vend un peu partout, bonnes une ou deux fois, bientôt saturées de l'humidité des pieds, il faudrait à chaque instant en avoir une paire toute neuve, ce qui, en grand'gardes, ne sera pas toujours facile. Au lieu de ces semelles, souvent d'un certain prix et si peu durables, faites usage d'une semelle que vous fabriquez vous-mêmes avec une feuille de papier pliée en huit ou dix doubles: on réunit les feuillets avec un point de couture, une fois la forme découpée, on en prépare d'avance un certain nombre de rechange, et l'on a une semelle économique tenant très-chaud, l'expérience et la physique le démontrent et l'expliquent, et que l'on peut renouveler à volonté tous les jours.

Il me reste encore quelques mots à vous dire au sujet de la forme à donner à certaines parties du vêtement. Il faut, ceci est une règle générale, éviter toute forme qui puisse produire une ligature ou une compression permanente sur une partie quelconque du corps. Un immense progrès dans l'hygiène militaire, depuis le premier empire, a été l'abandon complet du col carcan emprisonnant le cou du soldat, et des grandes guêtres boutonnées montant jusqu'au genou. Ces deux inventions absurdes, totalement dénuées de grâce et de raison, ont mis plus d'hommes à l'hôpital que toutes les autres maladies réunies. Profitez de la leçon, ayez pour le cou une cravate chaude, mais souple, peu serrée, et ne pouvant congestionner la tête ni par compression ni par trop de chaleur. Ne croyez pas qu'en exagérant les moyens calorifiques autour du cou et de la poitrine vous éviterez les maux de gorge, les bronchites et les rhumes; le contraire est plus près de la vérité. Le cache-nez, comme le gilet de flanelle, doit être un remède, une précaution d'un instant, jamais un vêtement journalier.

Ayez également soin que la ceinture de votre pantalon ne comprime pas l'estomac, que surtout elle ne monte pas trop haut, que sa compression ne se fasse sentir qu'au-dessous des fausses côtes, la boucle postérieure appuyant sur les os du bassin : ainsi limitée, elle pourra même être d'un effet utile pour ceux d'entre vous qui ont un peu d'obésité ou de relâchement des parois abdominales.

Comme vêtement de pied, la chaussette est ce qui convient le mieux à l'homme, laine ou coton, suivant l'habitude, mais, en tout cas, fréquemment renouvelée. Certains pourtant portent des bas, et le bas nécessite la jarretière, c'est-à-dire une compression, c'est-à-dire un danger, surtout pendant les marches forcées. Que ceux qui ont des jarretières aient du moins le soin de les serrer au-dessus du genou et non au-dessous. Au-dessus du genou les artères et les veines sont placées plus profondément, et, par suite, moins directement exposées aux mauvais effets de la compression.

J'ai tout à l'heure parlé des guêtres montantes des soldats du premier Empire, et j'ai blâmé cet usage. Je n'entends pas néanmoins proscrire absolument la guêtre. La guêtre en cuir fort, s'adaptant bien à la chaussure, enveloppant la jambe, sans la comprimer en aucun point, est un excellent accessoire; mais il ne faut la considérer que comme remplaçant la tige de la botte, laquelle serait toujours et dans tous les cas préférable, et ne jamais porter, surtout pour une longue marche, ces guêtres en toile ou en cuir fortement serrées, très-coquettes, mais très-souvent nuisibles.

Autant que mon expérience et le temps me l'ont permis, vous voilà, mes chers camarades, un peu prémunis, sinon contre tout danger, du moins contre quelques-uns de ceux dont la science a pu reconnaître les causes et indiquer les remèdes. Il en est d'autres contre lesquels je voudrais également pouvoir vous prémunir, mais ceux-là, hélas! échappent à la prudence humaine. Dieu protége la France; espérons donc qu'il protégera le plus pur du sang français! Ces dangers, du reste, vous les connaissez, et ils n'ont point arrêté votre patriotisme; on peut vous en parler sans craindre ni de troubler votre courage ni de voir faillir votre résolution. Et là encore je puis vous donner quelques utiles notions. Certes, dans aucun cas, soyez-en sûrs, le médecin ne vous fera défaut. Je sens trop bien à quoi m'engage l'honneur que l'on m'a fait en me nommant chirurgien-major du 21ᵉ bataillon de guerre, pour ne pas me sentir aussi tout décidé à partager ces dangers avec vous, à vous suivre pas à pas, prêt à donner mes soins à ceux que n'auront pas épargnés les balles prussiennes. Donc, je le répète, allez sans crainte : si je ne puis vous éviter la blessure, je saurai du moins vous apporter le soulagement immédiat et vous éviter bien des souffrances ultérieures. Mais, dans ces cas-là aussi, il y a bien des petites précautions, bien des petits soins que vous pouvez prendre vous-mêmes et vous rendre les uns aux autres. Le temps me manque pour les détailler ici, je veux au moins vous en dire quelques-uns, et, pour être à la fois plus clair et plus concis, permettez-moi d'adopter un instant la forme un peu sèche mais précise de la nomenclature.

Petite pharmacie a emporter dans son sac. — Une bande roulée d'au moins un mètre ; — deux carrés de toile vieille, faisant, une fois pliés en quatre, une compresse grande comme la main ; — un petit paquet de charpie humectée de glycérine ; — un petit flacon d'eau de mélisse ; — quatre prises de rhubarbe ; — un petit flacon d'ammoniaque liquide ; — une feuille de taffetas d'Angleterre.

Apoplexie. — Relever le malade, desserrer le col, la ceinture, déboutonner la tunique ; l'étendre sur un matelas en tenant la tête plus élevée ; faire respirer du vinaigre ou de l'éther, mettre sur la tête des compresses d'eau ; s'il survient des vomissements, en attendant le médecin, les faciliter en donnant un peu d'eau tiède sucrée et additionnée d'un peu d'eau de mélisse.

Asphyxie. — Si elle est produite par l'ivresse, débarrasser le col et la poitrine, étendre le malade sur le côté droit en élevant la tête ; lui faire prendre huit gouttes d'ammoniaque liquide dans un verre d'eau sucrée, mais seulement *quand on a la certitude que la respiration est rétablie;* il y aurait danger sans cela. Mettre sur la tête des compresses vinaigrées.

Si l'asphyxie est produite par la chaleur, rafraîchir le malade, mais graduellement; aspersions d'eau froide ; faire respirer du vinaigre.

Si elle est produite par le froid, déshabiller l'asphyxié, le mettre, si l'on peut, dans de l'eau froide (non glacée pourtant) dont on élève peu à peu la température par addition d'eau chaude ; puis, lorsque le malade est ainsi réchauffé, l'envelopper dans des couvertures de laine, et achever le rétablissement par de vigoureuses frictions sur la poitrine, le ventre et les membres. Si l'on ne peut employer le bain d'eau, il faut agir de suite par des frictions et se bien garder de réchauffer le malade trop brusquement: il importe qu'il ne récupère que graduellement la chaleur perdue.

L'asphyxie peut aussi être produite, et ce sont là les cas les plus fréquents, par les gaz délétères des fosses d'aisances, du gaz d'éclairage, de la combustion du charbon, etc. Il faut alors porter le plus rapidement possible le malade au grand air, frictionner vivement le ventre et la poitrine, de façon à reproduire artificiellement le mouvement respiratoire, faire respirer du vinaigre, mettre sur la tête des compresses vinaigrées, agir en somme comme pour l'asphyxie par ivresse, mais ne pas, dans ce cas, faire usage d'ammoniaque.

Enfin, l'asphyxie est produite par la submersion sous l'eau. Dès que le noyé est retiré de l'eau, il faut sans attendre un instant le déshabiller, l'envelopper de couvertures chaudes, le coucher sur le dos, un peu sur le côté droit, jamais, au grand jamais la tête en bas; débarrasser de suite, et sans hésitation, le nez, la bouche et la gorge des mucosités qui les obstruent, frictionner vigoureusement et sans se lasser tout le corps, masser la poitrine pour lui faire opérer le mouvement respiratoire; en même temps faire respirer, mais prudemment et alternativement, de l'éther, du vinaigre et de l'ammoniaque; continuer ainsi sans interruption, fût-ce même une heure, jusqu'à l'arrivée du médecin.

CONTUSION. — Blessure en général sans effusion de sang, produite par un choc violent. Appliquer immédiatement dessus une compresse épaisse bien imbibée d'eau froide, la remouiller patiemment dès qu'elle se réchauffe, et, si l'on est en marche, la consolider par quelques tours de bande peu serrés. Si la contusion est grave, faire encore de même, jusqu'au pansement du médecin.

COUPURES. — Petites sections de la peau produites par un couteau ou un canif. Laver la plaie, en retirer avec soin tous les corps étrangers, essuyer ensuite et sécher les bords que l'on rapproche et que l'on maintient avec un peu de taffetas d'Angleterre et une bande un peu serrée. Si la coupure est profonde, longue, et donne beaucoup de sang, en rapprocher les bords avec les doigts, en comprimant la plaie, et attendre ainsi le premier pansement.

Ampoule. — Très-douloureuse, très-gênante aux mains et surtout aux pieds, cette petite blessure peut quelquefois avoir des conséquences graves, que l'on évitera toujours en s'y prenant à temps. Il suffit, lorsque l'on sent qu'une ampoule se forme (ce que l'on sent fort bien et ce que l'on reconnaît à l'œil, à la vue de la peau soulevée et recouvrant quelques gouttes d'un liquide aqueux et transparent), de traverser de part en part cette peau soulevée, et alors complétement insensible, avec une aiguille enfilée d'un bout de fil; on retire l'aiguille, mais on laisse à demeure le bout de fil en coupant ses deux extrémités à un ou deux centimètres de l'ampoule. La sérosité intérieure s'écoule, l'ampoule s'affaisse, ne se reproduit plus, la douleur cesse. Si l'ampoule est au pied, on peut, en la recouvrant d'un petit bout de linge ou de papier, remettre sa chaussure et continuer la marche sans plus de peine et sans danger.

Entorse et foulure. — L'entorse à un membre en rend le mouvement presque impossible, tant il est douloureux; que le malade s'arrête alors dès qu'il le peut et mette le membre endolori dans de l'eau froide, qu'il continue patiemment à l'y maintenir, jusqu'au pansement par le médecin. Une longue immersion dans l'eau froide ne peut que prévenir l'enflure, atténuer la douleur et activer la guérison future.

Brulures. — Mettre la partie brûlée dans l'eau froide, ou l'arroser avec un filet d'eau continu, jusqu'à cessation de la douleur primitive, recouvrir alors la brûlure avec de la charpie, ou mieux de la ouate imbi-

5

bée d'huile, entourer d'un linge et n'y plus toucher pendant un ou deux jours.

Évanouissement ou syncope. — Coucher le malade sur le dos, la tête *renversée, et non élevée*; faire respirer du vinaigre, faire sur le front et les tempes des affusions d'eau froide, faire prendre une boisson chaude lorsque la syncope a cessé.

Hémorrhagie. — Si l'hémorrhagie, c'est-à-dire un écoulement de sang abondant et continu, est la suite d'une blessure, et si l'application des doigts sur les lèvres de la plaie ne suffit pas pour l'arrêter en attendant le médecin, faire aussitôt, avec une bande, et au-dessus de la blessure, c'est-à-dire entre elle et le cœur, une ligature solide que l'on serre jusqu'à ce que l'écoulement cesse; joindre à ce moyen la compression des doigts sur la plaie, et attendre. Lorsque l'hémorrhagie se produit sans blessure, par le nez ou une autre ouverture naturelle, il suffit, en général, pour l'hémorrhagie nasale persistante, de faire tenir le malade pendant vingt ou vingt-cinq minutes les deux mains croisées au-dessus de la tête. Si cela ne réussit pas, on lui fait plonger les deux bras nus et jusqu'aux épaules dans un seau d'eau froide; le médecin est nécessaire si tout cela reste inutile.

Empoisonnement. — Provoquer avant tout le vomissement, tenir le malade très-chaudement, en attendant le médecin, et conserver les matières vomies.

Engelures. — Lorsque l'engelure est venue, il n'y a guère autre chose à faire qu'à attendre qu'elle soit passée, mais il faut tâcher d'en éviter le retour. Cette affection, très-gênante et même douloureuse, provient en général d'une trop grande délicatesse de la peau des pieds et des mains, qui, abondamment gorgée de liquides, se congestionne et s'enflamme aisément. On préviendra tous les petits désagréments qui en sont la conséquence en saupoudrant l'intérieur des bas et des chaussettes avec un peu de tannin en poudre, puis entretenant les pieds dans un grand état de propreté, mais sans leur faire faire de séjour dans l'eau destinée à les laver, et, mieux encore, en les lavant souvent à l'eau froide, avec une éponge et sans immersion.

Me voici, mes chers camarades, arrivé, en laissant encore bien des lacunes, à la fin de mon petit cours d'hygiène. Puisse-t-il vous être de quelque utilité. Ce sera là ma plus douce récompense.

Permettez-moi, en terminant, de vous remercier tous de la flatteuse attention que vous avez bien voulu m'accorder, et aussi de remercier pour vous et pour moi vos chefs, dont le bon vouloir a si bien secondé mon entreprise, et en particulier notre lieutenant, M. Populus, pour la gracieuse hospitalité qu'il nous a accordée dans sa très-coquette et confortable salle Gay-Lussac.

Imprimé par Ch. Noblet, rue Soufflot, 18.

www.ingramcontent.com/pod-product-compliance
Ingram Content Group UK Ltd.
Pitfield, Milton Keynes, MK11 3LW, UK
UKHW020113240726
13926UKWH00011B/1206